KB120399

탄생,
그 찬란한
빛

탄생, 그 찬란한 빛

초판 1쇄 발행 2023년 6월 4일

지 은 이 유영희
발 행 인 권선복
편　　집 한영미
전 자 책 서보미
발 행 처 도서출판 행복에너지
출판등록 제315-2011-000035호
주　　소 (157-010) 서울특별시 강서구 화곡로 232
전　　화 0505-613-6133
팩　　스 0303-0799-1560
홈페이지 www.happybook.or.kr
이 메 일 ksbdata@daum.net

값 20,000원
ISBN 979-11-92486-78-9 03510

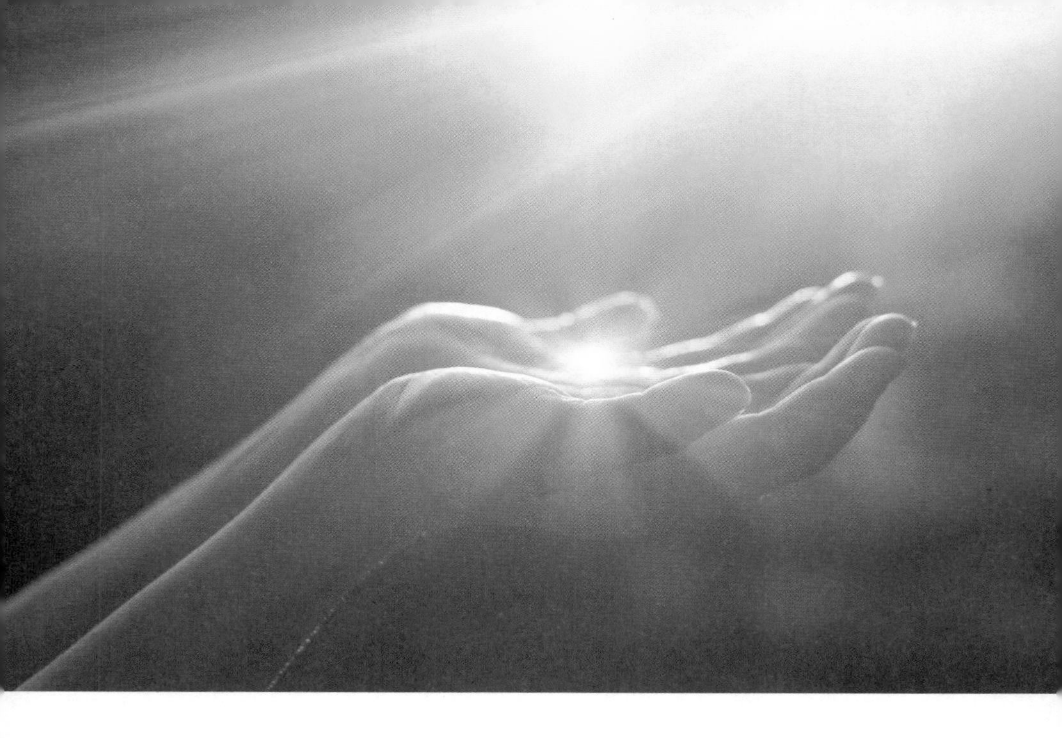

대한민국 40년 경력 조산사가 전하는
탄생에 관한 메디컬 에세이

탄생, 그 찬란한 빛

유영희 지음

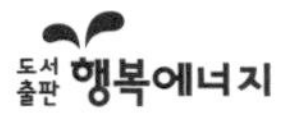

추천사

전종관 서울대학교병원 교수

유영희 원장님과 저는 오랜 세월 깊은 인연으로 맺어져 있습니다.

제가 조산사협회에서 조산사를 위한 강의를 할 때부터 알고 지낸 분으로, 그 귀한 인연이 고리가 되어 따님에게로 이어졌기 때문입니다.

유 원장님은 서울대병원 후문 앞에서 산후조리원을 운영하며 신생아들과 특히 조산아들을 돌보셨습니다. 유 원장님의 따님이 임신 38주에 미리 양수가 터지면서 제대탈출로 인하여 아기의 생명이 위험할 때, 그때 마침 제가 병원에 있었고 흡사 007작전을 방불케 하는 응급수술로 새 생명이 무사히 나올 수 있었습니다. 정말로 천우신조의 순간이었습니다.

출산의 과정은 고통을 동반합니다. 하지만 고생 끝에 온 탄생의 순간은 경이롭습니다. 산과 의사는 출산의 조력자로서 이런 분만 과정에서 24시간 대기합니다. 다태아 출산에는 더 많은 노고가 따릅니다. 산모와 아이 모두 출산을 이겨내야 하기 때문입니다. 조산사도 마찬가지입니다. 산모와 함께 밤새우는 일을 보통으로 여겨야 하고 산모와 아기 두 생명을 지켜야 하는 막중한 책임을 갖고 있습니다.

조산사에 대한 인식이 제대로 안 되어 있는 현실 속에서도, 유 원장님은 간호조산사로서의 사명감을 가지고 한평생을 올곧게 산모와 아기를 돌보며 한길을 걸어오신 분입니다. 그런 점에서 의료인의 한 사람으로서 유 원장님이야말로 생명 창조의 파수꾼이라 생각합니다.

책『탄생, 그 찬란한 빛』에는 바로 그 생명 창조의 현장 기록들이 페이지마다 생생히 담겨 있습니다. 이 책을 통해 이 땅의 모든 예비 엄마 아빠들이 생명의 소중함을 다시 한번 되새겨보고, 무사히 출산하는 데 큰 도움이 되기를 소망하며 일독을 권합니다.

손태호 경희홍제한의원장

2013년 원장님이 운영하시던 '첫단추조리원' 바로 아래층에 한의원을 개원한 것이 원장님과의 첫 인연이었습니다. 원장님은 조리원 산모들에게 필요한 강의와 상담을 부탁하셨고 저에게는 한의사로서 다양한 산모들을 접할 수 있는 좋은 기회가 되었습니다.

그런데 원장님과의 만남에는 그보다 더 재미있는 일들이 기다리고 있었습니다. 원장님은 어느 날 취미 삼아 썼다며 글을 한 편 보내주셨습니다.

큰 기대 없이 읽기 시작했는데 어느새 이야기에 점점 몰입되어가는 나를 발견하게 되었습니다. 원장님의 글은 깊이와 유익한 메시지가 있으면서도 아주 쉽고 재미있게 읽혔습니다. 진료 시간 짬짬이 원장님이 보내주시는 글을 읽는 것이 결코 소소하지 않은 확실한 행복이 되었습니다.

원장님의 글을 보고 있자면 잘 차려진 백 첩 반상 앞에 앉아 있는 것 같습니다. 의학, 신앙, 역사, 문학, 예술, 정치 등 다양한 이야기를 소재거리로 원장님만의 독특한 문체와 관점을 입혀서 맛깔나는 잔칫상을 만드십니다. 쉽게 쉽게 쓰시는 것 같은데 하나하나 깊은 풍미와 특별함이 있습니다.

특히 원장님은 대한민국에서 몇 안 되는 가정분만 전문가 중 한 분이십니다. 거의 모든 출산이 병원에서 이뤄지고 있는 요즘 시대에 원장님의 가정분만 경험들은 후대에 길이 전해지고 기억되어야 할 소중한 우리의 문화유산 중 하나가 아닐까 생각합니다.

한의사로서 원장님께서 들려주시는 임신, 태교, 출산, 모유수유, 산후조리, 신생아 관리의 이야기들은 의학적으로도 매우 의미 있고 가치가 있습니다.

이제 일선에서 물러나신 원장님의 손이 옥동자, 옥동녀들 대신에 주옥과 같은 글들을 받아내시고 써 내려가시길 기도합니다.

김옥경 조산협회장

조산사의 숫자가 줄어들고 출산인구도 너무 심하게 줄어들어서 국가의 장래가 걱정되는 이즈음, 출산의 현장에서 열심히 일하던 모습과 산후조리원에서 모유를 먹여 아기 기르기를 가르치며 국가가 해야 할 일 백년지대계를 사명감을 가지고 바라보고 열심히 하셨던 동지로서의 유영희 원장님!

존경의 마음을 드립니다.

자연분만, 가정분만, 모유수유의 기록을 책으로 남겨놓는다는 일이 후세에 기념비적으로 기려질 일이라 생각됩니다.

하나님 동업자, 행복한 조산사!

메디컬 에세이 『탄생, 그 찬란한 빛』의 출간을 축하드립니다.

최경용 베드로 한국UBF 경성2부 대표

이 책 『탄생, 그 찬란한 빛』을 읽다 보면 바쁘게 차를 타고 달리느라 놓쳐버렸던 풍경들을 사진으로 찍어 커피를 마시며 다시 들여다볼 때 얻게 되는 그런 감동을 받습니다. 아무것도 없는 것처럼 보이는 우리 삶의 일상이 실은 아름답고 값진 것으로 장식될 수 있음을 생각하게 만듭니다.

이는 생명이 태어나고 자라는 현장을 경외심과 기쁨을 갖고 지키며 애썼던 저자의 수고에서 나왔다고 생각합니다. 모세 시대 히브리 산파들이 생명을 지키고 보호하며 하나님의 축복을 받았듯이, 이 책 또한 그러한 수고에 대한 하나님의 축복임을 믿습니다.

책의 한 구절을 올려봅니다.

"아기를 낳은 산모들이 온 우주에 감사하고 세상을 감사함으로 바라봄은 감동적이다. 새 생명을 낳으며 자신도 새로 태어난다고 해야 할까? 필자도 아기를 낳자마자 어머니 생각과 함께 이 산고를 내 딸도 겪어야 하는구나 하고 비감한 생각이 든 기억이 난다."

우리들을 쏜살같이 스쳐 갔던 이야기를 맛깔나게 그려주어 마음 한구석을 채워준 수고가 고맙습니다.

김환용 (사)서울경제인협회 명예회장

이 세상에 경험만큼 큰 스승은 없다. 특히 처음 세상 밖으로 나오는 새 생명을 영접하는 현장에서는 말할 것도 없다. 이 책은 평생을 산모의 출산을 돕고 새 생명을 이 세상 사람으로 숨 쉬게 하고 첫 수유를 하게 하는 조산사의 길을 천직으로 걸어온 유영희 원장이 간호조산사로서 겪었던 소중한 경험을 저자의 성품처럼 부풀려진 수사 없이 담백하고 흥미롭게 담아냈다.

고통만으로 따진다면 이 세상 최대의 고통이라는 산고의 진통을 겪고 출산한 직후에 아직 산고의 고통이 남아 있을 산모가 시어머니와 남편에 대한 사려 깊은 말 한마디, "어머님의 기원 덕분에 제가 순산하였어요, 아범도 이렇게 낳아 키우셨지요, 감사합니다." 땀과 눈물에 범벅이 되었을 기진맥진한 산모가 어떻게 이런 아름다운 말을 하였을까….

수차례의 실패를 거듭한 끝에 어렵게 얻은 아이를 품에 안은 산모의 환희, 아직도 안쓰럽고 가엽기만 한 비취의 사연, 제대탈출 속에서 천운으로 당신의 손주를 얻는 흔치 않은 007작전 등등…. 수많은 가슴 뭉클한 글들을 읽으며 눈시울이 뜨거워지는 것은 나만의 감정은 아닐 것이다.

유영희 원장은 서울에서 사업하는 중소상공인들의 모임에서 많은 회원사 대표 중에 산후조리원을 운영하는 원장으로 8년여 전에 인연되었다. 이분을 생각하면 조선시대 제조상궁 내지 사간원에서 앞장서서 상소를 올리는 올곧은 남장 선비가 연상되고, 가끔 SNS에서 보이는 글솜씨도 예사롭지 않았다. 글쟁이도 아니면서도 오랜 경험에서 쌓인 내공을 박식한 어휘와 직설적 서술로 매력 있게 쏟아냈다. 어렴풋이 짐작하던 출산의 현장이 낱낱이 묘사되어 흥미가 더해진다. 책장을 넘기다 보면 마치 내 아이를 낳는 듯 설레고 급히 읽어 내려가지고 금지된 선을 자유롭게 넘나들게 하는 묘한 글솜씨에 동화된다.

곧 새 생명이 꿈틀거리는 새봄이 온다. 온 세상이 꽃 천지가 되고 산야는 푸르러 갈 것이다. 이 좋은 시절에 결혼을 준비하는 선남선녀, 이미 결혼한 신혼부부, 임신을 준비하는 부부나 출산을 앞둔 분들은 반드시 읽기를 권하고 싶다.

또한 나를 낳고 키워준 부모의 은혜를 잊지 말아야 하는 우리들 모두가 읽어야 할 책 『탄생, 그 찬란한 빛』, 한 번 읽은 독자들이 자녀와 지인들에게도 일독을 권하는 핫한 추천 서적이 되기를 바란다.

책을 내며

한평생을 간호조산사로 산모와 아기를 돌보며 한길을 걸어왔다.

조산원과 산후조리원을 오랫동안 운영하면서 보건소, 구청 등 '출산준비교실'에서 산모와 남편들에게 늘 반복적으로 하는 이야기를 쉽게 책으로 써서 읽히면 좋겠다는 생각으로 나의 경험을 위주로 쓰기 시작하였다.

밤을 새워 분만을 돕고, 젖을 물려 아기를 키우고, 산후조리로 몸을 추스르는 일련의 과정이 하나님 생명창조 영역에 동업의 관계라 생각하여 사명감을 갖고 열심히 한길을 달려왔다.

또 하나는 지구별에 와서 여기까지 70년을 살고 가면서 무언가 살았던 흔적을 하나뿐인 딸에게 글로 남겨주고 싶었다. 돌아가신 내 어머니를 생각할 때 작은 추억도 몹시 그립다.

내 딸에게 정신적 유산을 남겨주어 같은 길을 가는 딸에게 엄마를 추억하며 인생을 사랑하며 살게 하고 싶었다.

모두에게 감사드리고 싶다.

2023년 5월

유 영 희

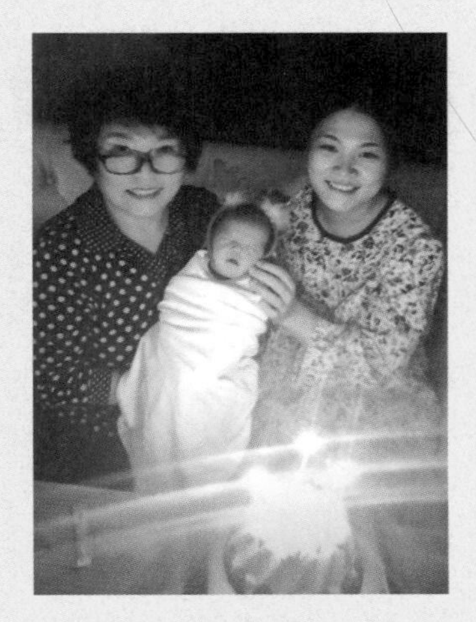

세상에서 가장 사랑하는 딸
보미와 손자 승호

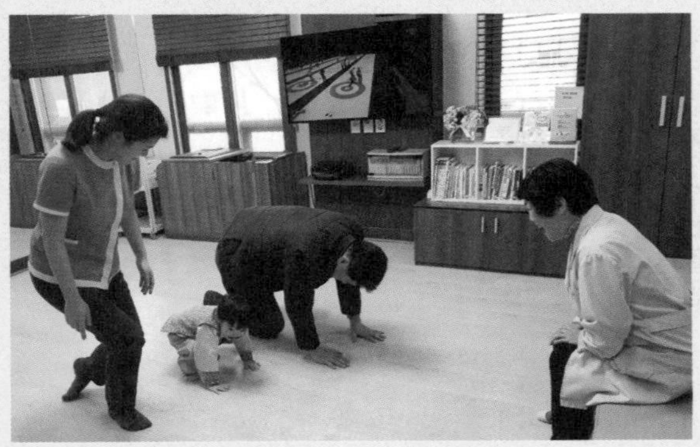

세배를 처음 하는 승호

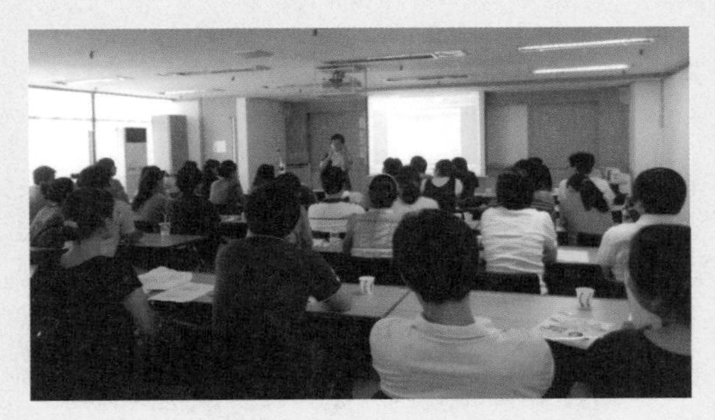

노원구 보건소 '아기맞이 교실'에서 강의하는 모습

차례

Part 1

메디컬 에세이 (1)

Part 2

메디컬 에세이 (2)

Part 3

생활 에세이

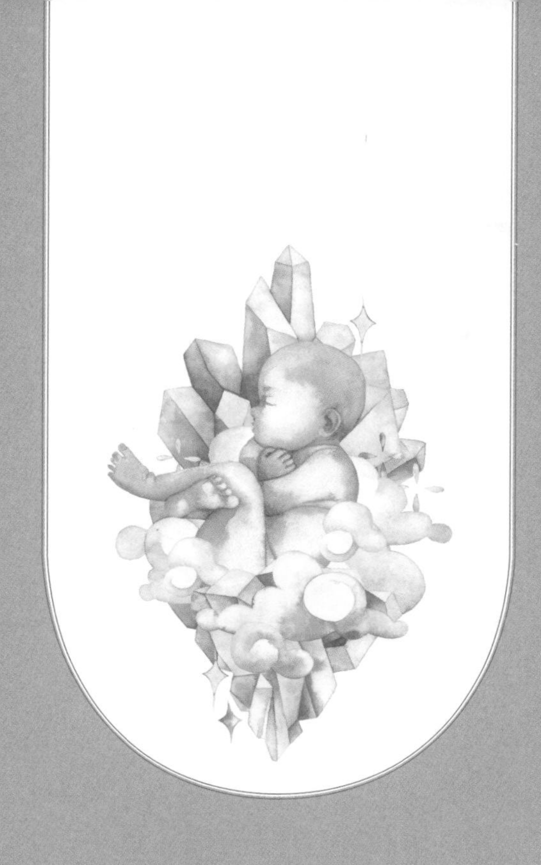

Part 1

메디컬 에세이(1)

01 가장 어리석은 선택일까요?

나의 '출산준비교실' 수업을 듣는 어느 나이 많은 초임부가 질문을 하였습니다.

"나이가 많다 보니 병원에서는 제왕절개수술을 종용합니다. 정상 분만을 시도하다가 고생할 것 다 하고 수술하는 경우와 아예 처음부터 진통 시작되기 이전에 날 잡아서 수술하는 경우하고 어느 쪽이 더 나은 선택일까요?"

"자궁 문이 10센티가 열리도록 기다려야 하는데 그동안 관절이나 골반이 모두 함께 벌어지는 것 아닙니까? 미리 수술하면 몸은 안 망가지나요? 자연분만을 시도하다가 수술하면 산후 회복 시 수술로 인한 회복과 자연분만을 시도하느라 벌어졌던 뼈마디까지 함께 회복시켜야 하므로 가장 어리석은 선택이 아닐까요?"

나이 서른여덟 혹은 마흔에 첫아이를 낳으려니 얼마나 조심스럽고 염려가 되겠습니까? 자기 자신에게 아이를 출산할 능력이 있는지 없는지 자신을 믿을 수도 없고 안 믿을 수도 없고 병원에서 하는 이야기도 흘려버리지 못하는 그 마음이 충분히 이해는 갑니다.

그러나 때때로 나이는 그냥 숫자에 불과할 수도 있습니다. 몸 관리를 잘하고 매사에 열심이며 준비에 능한 사람은 다만 나이 때문에 서둘러 수술을 결정할 필요는 없을 것 같습니다.

골반은 분만 시에 아기가 나올 만큼 벌어지는 것은 아닙니다. 임신 열 달 동안 몸이 조금씩 이완되고 벌어지면서 출산을 준비해 임신 이전과 달라진 몸이 되는 겁니다. 수술을 하게 되더라도 태아가 진통을 겪으며 세상에 나올 준비를 하다가 수술로 가는 경우가 산모나 태아에게 훨씬 유리합니다.

세상에 나올 시기는 태아가 결정합니다. 미리 태어나는 조산조차도 태어날 시기는 태아가 정합니다. 준비 완료를 자궁수축이라는 신호로 보냅니다. 태아는 세상에 나오기 위해 수축과 이완을 견디면서 삶의 기본 법칙을 학습합니다.

진통제나 마취제 수축제 등의 약물 개입을 배제시키고 자연의 상태로 있는 것이 태아에게는 가장 안전합니다. 진통을 촉발시키기 위해 자궁수축제를 무분별하게 사용할 경우 태아에게 엄청난 스트레스를 주어서 태아의 상태가 나빠지며 결국 수술로 가는 지름길이 됩니다.

산모의 경우에는 아기 머리가 크지 않고 골반이 넉넉한 경우 대부분 자연분만할 수 있습니다. 할 수 없이 수술로 가더라도 진통을 겪고 자궁 문이 어느 정도 열린 뒤라면 우선 수술 시에 출혈이 거의 없게 됩니다. 정상분만의 경우는 0.5리터, 수술을 할 경우 거의 1리터 가량의 출혈을 예상해야 합니다. 대단한 양입니다. 빈혈이 있는 산모에게는 수혈이 고려되어야 합니다.

그러나 진통과 거상으로 인하여 자궁경부가 종이처럼 얇아진 상태로 수술에 들어가면 거의 출혈이 없습니다. 이즈음의 제왕절개 방법은 자궁체부를 가르는 종 절개가 아닌 자궁하부를 횡으로 절개하는 LSCS 수술법이기 때문입니다.

두 번째는 수술 후에 진통제 사용이 필요 없을 만큼 산모가 잘 견딥니다. 뇌하수체 후엽에서 천연 모르핀이라고 부르는 엔도르핀이 진통을 견디기 위하여 기 분비되고 있었기 때문입니다.

셋째는 이미 자궁문이 어느 정도 열린 상태라서 오로 배출 등이 용이하므로 산후 회복 시에도 더 낫습니다. 최선을 다한 뒤에 내린 결정이므로 마음도 편합니다.

넷째는 다음 출산 때 자연분만에 성공할 가능성이 커집니다. 자궁문이 열려본 적이 없는 상태에서는 제왕절개술 후의 질식분만(VBAC)이 실패로 돌아갈 확률이 높아집니다.

아직 멀리 남아 있는 예정일을 기다리며 출산법 선택에 도움이 되시기를 바랍니다. 우리 몸의 주인은 마음입니다. 마음으로 먼저 준비하십시오. 나는 할 수 있다!

나이 많고 고위험 산모로 분류되어 걱정의 소리를 많이 듣던 산모들의 자연주의 출산을 도와드리면서 느낀 것은 몸을 이끌고 가는 것은 우리 마음이라는 것입니다. 잘 준비된 산모의 아기를 받으면서 나이는 숫자에 불과하다는 생각을 여러 번 하였습니다.

내가 어떻게 마음먹느냐에 따라서 몸도 따라 움직여 줍니다. 또한 신이 우리에게 준 가장 아름다운 선물은 자유 의지와 노력입니다. 내 아이가 세상에 오는데 이 정도의 준비와 노력은 해야 하지 않을까요?

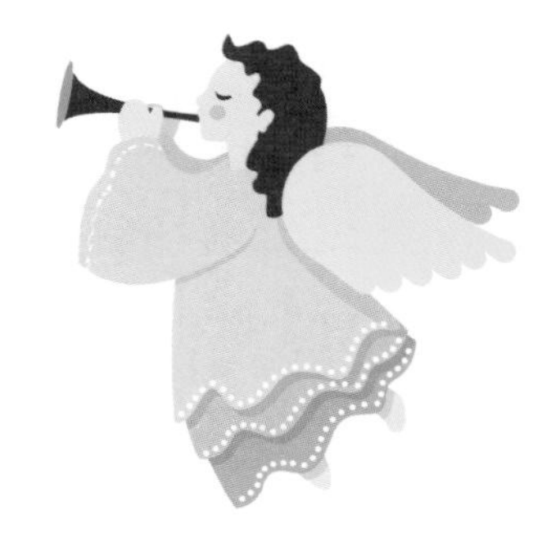

02 두 개의 얼굴을 가진…

모성간호학 시간에 교수님이 하셨던 말씀이 오랫동안 뇌리에 남아 있습니다. "Woman is a man because estrogen!"

에스트로겐이라는 여성호르몬이 분비되는 사춘기부터 여성은 성대가 변하며 가슴과 둔부에 지방이 축적되는 등 제2차 성징이 시작되고 어머니가 될 준비로 생식기의 발달이 시작되는 것입니다. 또한 에스트로겐은 뇌의 활성화를 도와서 기억력을 높여주고 세포 성장을 자극하여 자궁내막을 푹신하게 비후시켜 새 생명을 기를 준비를 시킵니다.

반대로 에스트로겐 분비가 적어지는 폐경기 여성은 상처 치유 속도가 늦어지거나 골밀도가 떨어져서 골절을 쉽게 입고 기억력이 떨어지며 정신적으로 무기력해지고 우울증에 시달리는 등 에스트로겐은 여성에게 대단히 중요한 호르몬입니다.

우리 몸에 흐르는 100여 가지 호르몬을 알면 인간을 이해하기가 쉬워집니다.

제 경우만 해도 생리가 불규칙해지는 나이가 되더니 말할 수 없는 신체적·정서적 변화로 점점 심한 고통에 빠졌습니다. 불면증과 우울증, 변비와 기억력 감퇴 그리고 무력감에 빠져서 아주 힘든 시간을 보내다가 갱년기 현상에 좋다는 것 이것저것을 안 먹어본 게 없을 정도로 먹어보니 대체식품의 효능도 아주 잠시뿐….

결국은 산부인과에 가서 호르몬 검사 등을 거쳐서 여성 호르몬제를 처방받아서 먹기 시작하였습니다. 그 작은 알약 한 알에 잠자다가 바라본 거울 속의 내 모습은 너무나 놀라운 모습으로 되돌아가 있었습니다. 괴롭히던 신체적 증상도 모두 사라지고 다시금 삶에 활력을 되찾았습니다. 그 무렵 생활의 충격적 기억이 늘 신선하게 되살아납니다. 그 뒤 일 년에 한 번 각종 검사를 받으면서 호르몬 요법은 계속되고 있습니다.

한 번 더 강조하자면 호르몬을 알면 인간을 이해하기 쉬워집니다. 흔히 여자아이들이 키가 몰라보게 자라다가 초경을 시작하면서부터 그 속도가 느려지는 것을 볼 수 있습니다. 내실을 다져 생명을 기르기 위한 준비작업으로 들어가므로 외적인 성장이 느려지는 것이지요. 반대로 중고생 남자아이들은 여자아이들보다 훨씬 키가 더 큰 것을 봅니다.

에스트로겐은 여성에게 어머니가 될 준비를 도와주는 호르몬입니다. 그러나 에스트로겐은 두 개의 얼굴을 가진 호르몬으로 우리의 환경 속에서도 쉽게 과다노출 될 수 있는데 농약이나 플라스틱, 자동차

배기가스, 산업폐기물, 육류나 과다한 칼로리 섭취, 패스트푸드, 설탕이나 정제된 당분, 스트레스, 피임약 등이 에스트로겐 우세의 원인이 된다고 합니다.

에스트로겐이 우세하다고 함은 이런 환경호르몬에 의해서 호르몬 균형이 흔들리고 있다는 뜻으로 봐도 좋을 것입니다. 에스트로겐 우세는 여성생식기에 발암의 원인이 되기도 하며 스트레스로 인한 무배란은 월경 전 증후군이나 불임의 원인이 되기도 합니다.

성장호르몬을 혼합한 사료를 먹여 키운 닭고기를 즐겨 먹은 여자어린이가 초등학교 저학년 때 초경을 하고, 여자 대학생들이 무월경증에 시달리는 것을 흔히 보는데 이와 같이 열악한 환경 탓으로 유추해 볼 수 있습니다. 또한 태아 시기에 이런 환경호르몬에 지속적으로 노출되면 여아의 경우는 난포가 손상을 입어 난소기능 부전증이 될 수도 있습니다.

조카가 결혼하여 딸을 낳았는데 임신 중 유산기가 있어서 자주 입원하고 유산 방지를 위한 호르몬 치료를 하였습니다. 그 후 태어난 아이가 초등학생 때 난소에 물혹이 생겨서 수술한다고 하였을 때 직감적으로 조카가 임신 중 사용한 호르몬 주사가 마음에 걸렸습니다.

물혹을 제거하는 수술이었지만 그 아이를 계속 지켜보는 내 마음은 조마조마합니다. 커서 결혼하고 아이를 가질 때 어떤 브레이크가 걸리는 건 아닐까 하고 말입니다. 임신 중 아무 생각 없이 패스트푸드나 과다한 칼로리 섭취로 태아가 가짜 에스트로겐에 과다노출 되지 않도록 해야 하겠습니다.

어머니가 된다는 사실은 대단히 지혜로워져야 하는 의무가 있는 것 같습니다.

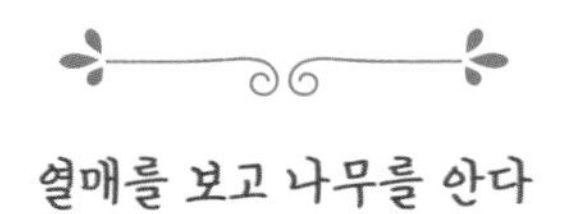

열매를 보고 나무를 안다

– 유영희

선한 나무는 선한 열매를
악한 나무는 악한 열매를 맺는다

가시나무가 달콤한 포도를 맺으랴

열매 맺는 우리 인생길
백 리를 갈 때
구십 리를 절반으로 삼는다는 초심을 잊지 말자

선한 것이 쌓이면 선한 것이
악한 것이 쌓이면 악한 것이 열매 맺는다

아이가 부모를 보며 배우듯
우리는 서로 보며 배운다

03 브이백(VBAC), 제왕절개술 후의 자연분만

브이백(vaginal birth after cesareans)은 제왕절개술 후의 질식분만을 말합니다. “제왕절개술 후에도 안전하게 질식분만을 할 수 있는가?”에 대하여서는 많은 논란이 있습니다.

실제로 질식분만의 시도는 그다지 흔하지 않은 실정이며 안전성에 대한 논쟁의 여지가 많이 남아 있습니다.

미국의 경우 20% 정도, 스웨덴의 경우 53% 시도하는 것으로 되어 있습니다. 우리나라에서도 브이백을 시도하는 병원이 여러 군데 있는 것으로 알고 있습니다.

브이백의 성공에 영향을 미치는 요인을 알아보겠습니다.

1) 첫 임신 시 자궁문이 3~4cm 이상 열린 뒤 수술한 경우
2) 수술 후 질식분만을 이미 해본 경험이 있는 경우
3) 수술 이유가 아두 골반 불균형보다는 역아였던 경우거나 지연분만 등등의 경우

4) 임신 마지막 달에 자궁 근층의 두께가 3.5mm 이상인 경우
5) 기왕 임신에서 최소 36개월이 지난 경우
6) 수술이 잘되어서 장내 유착 등 수술 후 후유증이 없었을 경우
라고 봅니다.

예전의 수술 방법은 자궁근육을 길게 종으로 가르는 미드라인 절개였지만 이즈음의 수술법은 자궁하부를 횡으로 절개하는 판낸스틸 절개입니다. 자궁하부 횡 절개법은 다음 임신에서 자궁파열 가능성을 적게 하며 장내 유착을 줄여주는 장점이 있습니다. 그러나 만약 절개가 바깥쪽으로 확장된다면 열상이 양쪽의 자궁동맥과 정맥의 분지를 포함할 위험이 있기 때문에 숙련된 기술이 필요합니다.

브이백의 가장 무서운 결과는 자궁파열입니다. 미국의 경우 1.8%에서, 반복 제왕절개술 후의 질식분만의 경우 4.6%의 파열이 보고되고 있습니다. 자궁이 파열되면 태아가 질식하고 산모는 출혈의 위험으로 자궁을 떼어내야 할지도 모릅니다.

가능하면 첫 임신 시 수술하지 않고 자연분만하는 것이 좋겠고 할 수 없이 수술하게 된다고 하더라도 위의 사실을 숙지하시면 좋겠습니다.

저도 몇 차례 브이백을 한 경험이 있습니다만 옆방에 수술 준비를 모두 해놓은 뒤에 시도하는 편이 안전하다 하겠습니다.

04 대한민국 조산사 양성의 메카

부산 좌천동에 '일신기독병원'이라고 있습니다.

지금은 출산율이 너무 떨어져서 모든 산부인과 병원이 고전을 하고 일신기독병원도 더 이상 조산사 수련을 하지 않는 것으로 알고 있습니다만, 제가 조산사가 되기 위해 입학할 1976년 당시만 해도 진통하는 산모가 택시를 타면 무조건 좌천동 일신기독병원으로 가는 모습이 일반적이었습니다.

일신기독병원은 두 분 천사 같은 자매에 의하여 한국전쟁 후에 세워졌고 출산과 더불어 조산 교육이 활발하게 이루어졌습니다.

호주에서 아버지이신 메켄지 목사님이 1910년경에 복음을 들고 한국에 오셨는데 한국에서 태어난 그분의 네 딸 중 큰딸 이름이 매혜란, 동생 이름은 매혜영으로 한국식 이름을 갖고 있었습니다. 평양 외국인 학교를 다니다가 호주 멜버른에 가서 언니는 의대 공부를 하여 산부인과 의사가 되고, 동생은 간호대에서 간호조산사가 되어서 한국으로 돌아와 두 분이 평생을 결혼도 안 하시고 전쟁통에 소외되고 고통받는 한국 여성들을 위해 헌신하셨습니다.

의료 선교사로 헌신할 결심을 한 것은 독실한 기독교 가정에서 자라면서 선대의 헌신하심을 보았기 때문이며, 한국전쟁 직후 엄동설한에 길을 가다가 우연히 다리 밑에서 추위에도 담요 한 장 없이 출산하는 여성을 보고 난 뒤 충격을 받아 두 자매분이 서둘러 천막병원을 열어 헐벗은 우리 동포 여성들을 돌보셨습니다.

배부른 임산부들의 진료와 분만을 주로 담당하는 산부인과 병원으로 시작하여 아기 낳고 집으로 돌아갈 때는 아기옷과 영양제 등 호주에서 온 구호품을 선물로 받아 돌아갔다고 합니다.

두 분의 힘만으로는 조선 천지에서 하실 일에 역부족을 느끼시고 조산사 과정 양성을 시작하셨습니다. 간호사 국가고시 합격자를 모집하여 1년간 이론과 실무를 가르치셨고, 뒤이어서 산부인과 전문의 양성이 시작되었고, 영리하고 헌신적인 한국 간호사를 호주에 유학시키고 의대 공부를 하게 하시고 나중에 원장직을 물려주기까지 하셨습니다.

그리스도의 가르침대로 헐벗고 고통받는 자들에게 기꺼이 자신을 내어놓는 일생으로 한국 여성들에게 올인하는 생애를 사신 것입니다.

시골 바닷가 마을에 가끔 무료 진료도 다니셨는데 저도 견습생으로 따라갔던 기억이 납니다.

정년 퇴임 후 후원금이 끊길 것을 염려하셔서 퇴임 전 호주를 돌

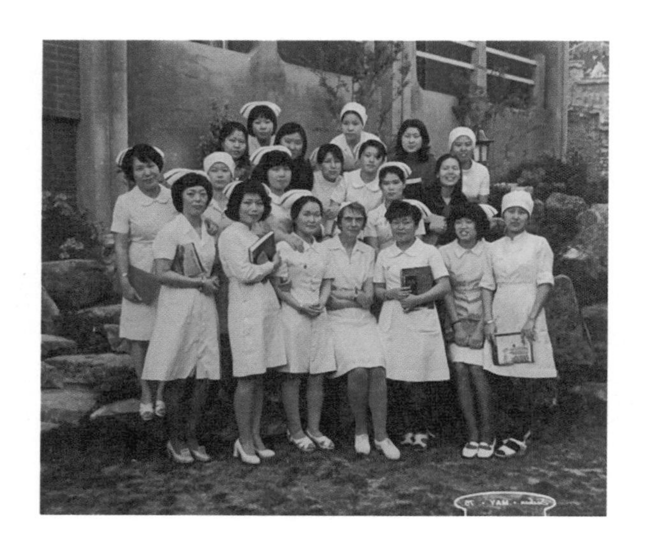

며 거액을 모아 재단을 설립하시고 한국의 가난한 이들에게 계속하여 의료지원이 이루어지도록 하셨습니다.

병원 안에는 사회복지사들도 근무하셔서 단지 아기 낳는 것만 도우신 것이 아닌 아기를 키우며 살아갈 방도도 함께 고민하고 도움을 주셨습니다. 퇴임 후에는 달랑 가방 하나만 들고 두 분 다 호주로 돌아가시어 여생을 고향에서 보내시다가 90세를 일기로 소천하셨다고 들었습니다. 몇 년 전 국가에서 돌아가신 매혜란 원장님께 훈장을 드린 것으로 알고 있습니다.

매혜란 선생님은 원장님이셔서 모든 행정적 책임과 기획을 하셨고, 동생이자 실무자셨던 매혜영 선생님께서 직접 쓰신 조산학 책으로 1년간 강의를 듣고 배운 저로서는 동생이신 매혜영 선생님께도 국가에서 나란히 훈장을 주셨으면 얼마나 좋았을까 하고 아쉽게 생각해 봅니다.

크리스마스 행사로 연극을 하였는데 팬터마임으로 시장통에 장사하는 아줌마로 분장하여 제가 열연을 하는 것을 제일 앞자리에서 관람하시며 빙그레 웃으시던 모습, 두 분 선생님의 사진이 기억납니다. 실제 모습보다 사진 속의 표정이 더욱 생생하게 기억에 남습니다.

조산사 1년 수련 중에 업무 포지션이 세 번 바뀌는데 우리는 첫 4개월을 '똥번'이라고 불렀습니다. 주 업무 중 하나가 산모의 먹는 양과 배설량 체크를 위해 변기를 들고 다녀야 했기에 '똥번'이라고 비하하여 불렀던 것입니다. '제발 작은 거 따로, 큰 거 따로!'를 속으로 외치며 계량기로 양을 체크하였던 기억이 납니다.

두 번째 4개월은 분만 실무에 전념하여 1년간 100건의 분만을 담당하고 리포트를 내는데, 언젠가 서울대에서 조산사 보수 교육을 받던 중 까마득한 후배에게 물어보니 1년에 20건 분만개조하는 것으로 바뀌었다고 하여서 격세지감을 느낀 적이 있었습니다.

몇 번이나 어떻게 바뀌다가 이제는 아예 조산사 수련병원을 반납하였는지 잘 모르지만, 산모 수의 급감으로 소수의 산부인과 전문의만 양성한다고 하니 국가의 앞날이 심히 걱정되는 바입니다.

조산사 수련이 끝나면 그 당시 외국으로 진출할 의향도 있었던 저는 호주, 독일, 미국 등 외국 산부인과 병원에서 일신 출신 조산사를 매우 환영한다는 정보도 듣고 있었습니다.

부산이라는 지역적 특성으로 오래 배를 타다가 귀가하는 남편들이 몹쓸 병균을 퍼트려서 고통받는 임부와 아기들도 많이 보았습니다. 교과서에서만 보는 희귀한 기형도 많이 보고 리포트를 쓰게 하셨던 것은 임상을 많이 보게 하시려는 배려였습니다.

세상이 너무나 바쁘고 각박하여 인정이 말라가는 요즘의 세태에 피부색도 눈동자 색도 다른 가엾은 타민족을 위해 일생을 바치신 두 분의 숭고하신 뜻을 기리며 그리스도의 사랑과 정의가 이 땅에 가득 꽃피기를 기도합니다.

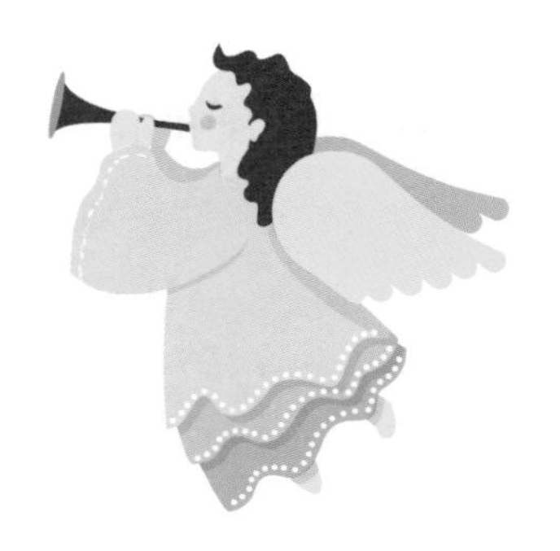

05 보복의 원칙

퀴즈 하나 내겠습니다.

아프리카 흑인과 처녀가 아이를 낳은 사실 사이에 공통점이 무엇일까요?

네, 너무 늦게 뺐다는 것입니다. 설 구운 백인종과 적당하게 잘 구운 황인종, 창조주가 흙덩이를 그의 가마에서 깜빡 잊고 너무 늦게 꺼냈기에 흑인이 되었다는 이야기를 모두 아실 것입니다. 황인종은 하느님의 성공작인 모양입니다.

흙으로 사람을 빚으사 그 코에 생기를 불어넣으신 주 하느님! 사람의 시작은 하느님의 호흡으로 이루어졌습니다. 호흡이 곧 생명입니다.

호흡을 한다는 것이 창조의 알파요 오메가이듯이 피임에 실패해서 처녀가 아이를 낳을 때 그 아이의 탄생 역시 호흡과 동시에 시작됩니다.

첫 호흡을 하면서 이 세상의 문지방을 넘어서는 것입니다. 양수

속에 잠겨 열 달 동안 한 번도 사용한 적 없던 폐포가 펴지면서 산소를 받아들이고 노폐물을 뱉어냅니다. 낙하산이 펴지면서 공기를 받아들이듯이 말입니다. 대우주와 소우주의 만남인 것입니다.

탯줄을 통해 받아들이던 산소를 자신의 힘으로 얻으면서 독립된 개체의 삶을 시작합니다. 어둡고 좁은 터널을 한없이 견디며 두 세계의 문턱에서 불안에 떨며 세상에 나오기 위해 애쓰고 있을 때 어미는 한없는 사랑으로 기다려 주며 세상에의 첫 관문을 잘 통과하도록 마음으로 격려해주고 동시에 호흡을 통해 좀 더 많은 산소를 보내도록 노력해야 합니다. 진통으로 조여오는 자궁근육은 혈관도 함께 수축되어 산소가 부족하기 때문입니다.

진통의 의학적 원인은 자궁근육의 산소 부족입니다. 인생에 대한 남편에 대한 원망으로, 혹은 진통을 견디느라 몸부림치며 소리 지를 때 산도를 통과하는 어린 생명은 열 배의 고통을 겪게 됩니다. 어미의 스트레스는 태아에게 증폭되어 전달되기 때문입니다.

잉태의 시작이 사랑이고 기쁨이었다면 그 결과로 얻는 출산 또한 견딜 만한 무엇일 것입니다. 패스트푸드보다 슬로우푸드가 몸에 이로운 음식이듯이.

첫 출산의 진행은 거의 움직임이 없을 정도로 신체의 느린 속도를 이해하고 기다림입니다.

심원한 평화는 느리고 조용하게 모든 것을 덮습니다. 첫아기를 두 시간 만에 낳았다고 말하는 사람은 사실은 자신의 비밀을 스스로 드러내는 것일 수도 있습니다. 가정의 평화와 프라이버시를 위해서 전문가들이 입을 다물고 있을 뿐입니다. 세포의 기억장치로 언젠가 열려본 적이 있는 문이라는 뜻이기 때문입니다.

어느 심리학자에 의하면 탄생의 순간에 입회하는 사람들은 자기도 모르게 불안해지는데 자신도 탄생을 경험했기 때문이라는 것입니다. 자신도 모르게 무의식적으로 그 순간으로 되돌아가 심히 불안해지므로 그 불안을 극복하기 위해 서둘러 탯줄을 자르는 만행을 저지른다는 것입니다. '보복의 원칙'이라는 것입니다.

두려움에 떠는 어린 생명이 산소를 처음 만들어내야 하는 시점에서 너무 서두르며 재촉해서는 결코 안 됩니다. 힘주라고 소리 지르고 아프다고 소리 지르는 아비규환 속에 어둡고 조용한 동굴에서 나오자마자 어리둥절하는 사이 탯줄을 자르는 것이 아기에겐 얼마나 폭력적인지요. 짧지만 다시는 반복되지 않을 인생의 첫 시간입니다.

폐호흡이 완성되기까지 양다리 걸치고 두 개의 길로 산소를 받음을 인정해줘야 합니다. 호흡의 잠재적인 실패가 성격 속에 영원히 자리 잡게 됩니다.

정신병 환자들은 깊은 호흡을 할 줄 모른다고 합니다. 내 아이가 평화로운 환경 속에서 태어나서 자라기를 원한다면 첫 호흡의 순간을 인정해주고 기다려 줌이 마땅하고도 옳은 일입니다.

06 자궁은 안에 있고 고환은 밖에 있는 이유

매주 화요일이면 지하철을 타게 됩니다. 화요일 오전에 홈플러스 영등포점에서 임산부 '출산준비교실' 수업을 하고 다시 과천보건소를 향해 지하철을 타게 됩니다. 2호선과 4호선. 과천보건소에서 수업을 마치고 집으로 돌아갈 때 역시 지하철을 이용합니다.

대구 지하철 화재 사건 이후라고 생각하는데 서울의 지하철 의자가 금속 제품으로 바뀌었습니다. 그런데 날씨가 싸늘해지기 시작하면서 그 금속 의자가 부담스러워졌습니다. 사람이 앉았다 일어난 자리는 온기가 남아서 그런대로 괜찮지만, 어쩌다 텅 빈 지하철의 냉기 머금은 의자를 보노라면 선뜻 앉기가 주저됩니다. 아무리 오래 앉아 있어도 의자가 도무지 데워지지 않고 뼛속 깊이 시려오는 느낌이, 의자가 사람 덕 보려고 하는 것 같고 나의 더운 피가 식어가는 중임을 증명하는 것 같아서 서럽습니다.

겨울에 출산하고 산후조리를 잘못한 여성은 대부분 겨울이 돌아오면 더욱 추위를 타게 되고, 여름에 출산한 여성도 마찬가지입니다. 예로부터 배가 따듯하고 머리가 시원해야 건강에 좋다고 했습니다.

여성의 자궁은 왜 깊은 곳에 고이 숨어 있을까요? 남성의 고환은 왜 밖에 나와 있는가요? 여성의 자궁은 생명이 자라는 집이기에 따듯해야 하므로 깊숙이 있고, 남성의 고환은 시원해야 좋기 때문에 밖에 있습니다.

온기가 없는 곳에는 생명이 깃들지 않습니다. 아무 이유 없이 불임으로 고생하는 여성 대부분이 자궁이 차서 임신이 안 된다는 소리를 듣게 됩니다. 여성은 어느 순간에 어머니가 되는 것이 아닙니다. 어머니가 될 몸을 이미 갖고 태어나 성숙 되어갈 뿐입니다. 그래서 딸은 곱게 키워야 합니다. 이즈음 젊은 아가씨들의 배를 드러내는 패션을 보노라면 마뜩잖습니다.

여성들이 임신도 하지 않은 상태에서 자궁에 근종이나 물혹, 자궁 기형 등등의 병력을 듣게 되면 세포에 산소 부족이 돌연변이를 불러왔음이 생각나 몸을 특히 배를 따듯하게 간수하지 않은 허물이 느껴집니다. 당부하건대 잉태 중인 여성들은 부디 찬 곳에 함부로 앉지 말고 답답하다고 배의 맨살이 드러나지 않게 함이 좋겠습니다. 어른들도 추우면 몸이 움츠러들 듯이 태아도 추우면 움츠러듭니다. 겨울에는 임산부 복대를 하고 다니는 것이 좋겠습니다.

지하철 제작을 하시는 분께서는 부디 여성의 건강을 생각하는 의자 디자인을 고려하시길 바랍니다.

07 제대혈 보관에 관한 질문

태아는 탯줄을 통하여서 엄마로부터 산소와 영양을 공급받습니다.

태어나서 처음 폐호흡을 시작하게 되는데 처음 몇 분간 탯줄의 맥동이 힘차게 뛰는 동안은 울지 않는다고 거꾸로 쳐들고 엉덩이를 때리면서 허둥거릴 이유는 사실 없는 거죠. 탯줄호흡과 폐호흡 두 가지 방식으로 아기는 양다리를 걸치고 있으니까요.

열 달간 사용하지 않던 폐가 펴지면서 폐호흡이 원활하게 되는 몇 분을 기다려 주다 보면, 탯줄에는 피가 하나도 안 남고 다 아기에게 가버립니다. 바로 탯줄을 자르는 것보다 평균 80cc 정도의 피가 더 아기에게로 흘러갑니다.

우리의 조물주가 어디 한 치라도 빈틈이 있는 분입니까? 버려질 아기의 피라는 것은 애초에 한 톨도 없다는 것입니다.

버려질 제대혈 피를 보관하라는 이야기를 듣고 상담해오는 산모들이 많아서 대답합니다.

맥동이 있을 때 탯줄을 잘라서 제대혈을 받아 조혈모세포를 보관하고 싶다면, 집안에 누군가가 백혈병으로 유전적 질환으로 꼭 그 필요성이 있다면 그렇게 하십시오.

제대혈을 받는다는 것은 태아가 세상에 나온 뒤 즉시 탯줄을 잘라야 가능하며 그것은 사실 아기에게 흘러갈 아기 피라는 사실입니다.

신생아 빈혈은 대단히 중요하고 위험한 사안입니다.

제대혈 보관을 흔히 혈액암 보험이라고 표현합니다. 조혈모세포 이외에는 대안이 없는 백혈병이나 재생불량성 빈혈 등에 유용합니다. 그러나 제대혈 100cc에서 추출되는 조혈모세포는 25cc 정도에 불과하여 몸무게 30kg 미만의 소아에게만 사용 가능합니다.

제대혈의 보관이 15년이란 점, '그동안 우후죽순처럼 늘어난 회사들이 정리되지 않고 있을까?' 하는 단순한 저의 우려와 그 회사들이 병원과 의료인을 상대로 펼치는 홍보비를 생각하면 고개가 갸웃거려집니다.

08 지구에 새별이 뜬 이야기

송파구에 사는 별이 엄마는 가정분만을 준비하며 예정일 석 달 전에 분만과 조리원 상담을 하였습니다. 38주경 첫 내진을 했을 때 골반 출구가 좁아서 난산이나 제왕절개 수술을 하게 될지도 모르겠다고 속으로 생각하였는데 40주에 진통 없이 양수파수가 먼저 되었지요.

내진을 해보니 겨우 콧구멍만큼 열린 자궁문과 높은 아기 머리로 인하여 간절히 가정분만을 원하나 분만 진행이 순조로울지 의심스러웠습니다.

부부가 신실한 기독교 신자임을 알기에 운동하며 내일 아침까지 기다려보고 만약 진통이 오지 않으면 병원으로 갈 것과 밤사이 생명의 주인이신 하나님께 매달려 간구하며 주기도문을 500번 기도하라고 하였지요. 하나님의 은혜가 있으면 자연분만을 할 것이나 그렇지 않으면 수술분만을 해야 할지도 모른다고 이야기했습니다. 아직 산문이 열리지 않고 자궁경부가 숙화(ripening)가 안 된 상태에서는 유도분만을 잘못할 경우 실패할 확률이 높고 태아에게 스트레스만 가중

시키므로 제왕절개 수술을 앞당깁니다.

설명을 듣고 평온한 얼굴로 집에 돌아간 별이 엄마는 계단을 걸어 운동하며 파수 24시간 안에 거기서 나와야 함을 별이에게 이야기하고 하나님 은혜를 간구하였다고 합니다.

새벽 6시 반, 진통 간격이 5분 이하로 줄었다고 남편으로부터 전화가 걸려 왔습니다.

밤사이 진통이 시작되어 제법 진행이 되고 있는 모양이었습니다. 할렐루야! 준비해둔 분만 가방을 차에 싣고 송파로 달려갔지요.

낮에 별이 세상에 나올 걸 예상하고 집 안의 창문은 신문으로 모두 가려놓았습니다. 어둠에 열 달간 있던 아들이 태양 빛에 눈이 부실 것을 배려한 용의주도함, 그리고 그의 믿음을 보았습니다.

산문은 3~4cm 정도 열렸으나 아기 머리가 너무 높습니다. 계단 운동을 시키고 1시간 뒤 다시 내진해보니 어쩌면 진행이 될 듯도 싶습니다. 나는 어려울 때마다 기도를 부탁하는 친정 언니에게 전화를 걸고 나도 간절한 심정으로 산모 배 위에 손을 얹고 기도드렸지요.

"이 집에 함께 머무시며 복 주시는 성령 하나님, 하늘의 천사들을 보내시어 태아의 엉덩이 좀 밀어주셔서 아기 머리가 골반 안으로 쏙~ 내려가도록 하시옵소서. 제가 올바른 판단을 하도록 지켜주시오며 나의 등 뒤에 서서 건강하게 출산을 마칠 수 있도록 우리를 도와주시옵소서!"

폭포수가 쏟아지며 어린 물고기가 떼 지어 노는 환상이 얼핏 보이고 마음에 그윽한 평안이 밀려왔습니다. 자연분만이 가능하겠구나 하는 생각이 들었지요.

그 후 길고 긴 진통을 견디며 별이 엄마의 인생에 있어 가장 긴 하루를 보냅니다. 남편의 격려와 부축 걷기, 호흡하기, 아로마 마사지, 더운물에 몸 담그기 등등….

마침내 산문이 다 열린 뒤 별이 엄마의 밀어내기 한 판. 방 안에 모인 5명, 아니 별까지 6명 이 합심하여 새 생명이 탄생하도록 땀을 흘렸습니다.

간난신고(艱難辛苦) 끝에 3.2kg의 건강한 아들을 낳았고, 품에 안고 젖을 먹이며 그동안의 산고를 모두 잊은 듯 쉴 사이 없이 웃고 입에서는 저절로 감사가 터져 나옵니다.

이것이 자연분만 후의 보람이며 노곤한 나의 행복이 아닌가요? 끝까지 미소 잃지 않고 의지와 믿음의 자세를 견지한 의지의 한국인 별이 엄마 지연 씨 그리고 별, 사랑하고 축복합니다.

전능하신 하나님, 우리의 기도를 들어주심을 감사드립니다. 사랑합니다. 주님! 찬미와 영광을 받으시옵소서.

그날 저녁에 별이 엄마는 조리원으로 들어와서 3주 동안 아주 행복한 얼굴로 여러 사람에게 웃음을 선사하며 건강을 회복하고 토실토실 별이 잘 키워서 퇴실하였습니다.

09 출산드라

"자연분만! 모유수유!"라는 구호를 외치며 출산드라라는 재미있는 이름의 산발한 여인이 젊은 남녀를 향해 설교하는 장면이 코미디 프로에 등장할 만큼, 자연분만은 이제 시대의 핫이슈가 된 느낌입니다.

자연분만이라고 하면 수술하지 않고 질을 통해 아이를 낳는 모든 분만을 자연분만이라고 생각하기 쉽지만, 자연분만은 의료적인 개입 없이 엄마와 아이가 자신의 생명력만으로 세상과 만나는 것을 자연분만이라고 정의 내릴 수 있겠습니다.

유도분만을 위한 촉진제 사용, 무통분만을 위한 마취제나 진통제 사용, 장을 비우기 위한 관장, 음모를 깎는 일, 회음부 절개, 항생제 사용, 아이의 머리를 끄집어 당겨내는 흡입분만이나 겸자분만 등등 인위적으로 행해지는 모든 의료행위로 인해 병원분만은 자연분만이 아닙니다.

그런 점에서 볼 때 가정분만을 택하는 사람들은 정말로 모두가 특별하고도 대단한 이 시대 모성의 상징들입니다. 시대적 개척자요 선구자들이라고 할 수 있겠지요.

미쉘 오당이란 세계적으로 유명한 프랑스의 산부인과 의사는 우주를 지키기 위해 출산문화를 바꿔야 한다고 주장합니다. 농업이 밥상을 살리고 밥상이 아이들을 살리고 이 아이들이 자라나서 우주를 지키는 것처럼, 농부와 산과 의사들은 지구를 살리기 위한 동업자라는 것입니다. 산업화된 농사와 무절제하게 사용하는 농약과 사료로 인해 우리의 식탁이 위협당하고 있듯이 생명의 출발선상에서 역시 자연의 섭리를 무시한 채 아이 낳는 대형 공장처럼 병원이 산업화되어버린 출산환경으로 인해 인간의 본성이 침탈당하고 있으며 인류의 평화를 지키기 위해서는 출산을 치료해야 한다는 것입니다.

어느 여성전문병원 분만실에 근무하는 후배가 말했지요.

"요즘 산모들은 진통을 너무나 무서워해요."

소중한 아이를 얻기 위해서 마땅히 치러야 할 진통이란 대가를 피하고 초산모의 대부분이 제왕절개 수술이나 무통분만을 위한 마취제 사용을 한다는 것입니다. 무통분만이란 말에 이끌려 서약서에 동의하였다가 실제로 시술받을 때 척추에다 구멍을 뚫어 가는 관을 삽입하여 고정시킨 뒤 마취제를 조금씩 흘려 넣어야 한다는 이야기를 듣고 무서워서 거절했다는 산모가 있을 만큼 병원의 무통시술법은 일반에게 알려져 있지 않습니다.

그렇다고 무조건 수술이나 무통분만이 나쁘다고 하는 것은 아닙니다. 현대의학의 발전이 무분별한 상업적 형태로 변질된 것 중에 제왕절개 수술이 범람하는 이유를 살펴보면 첫째가 참을성 없는 임산부들의 수술 요구와, 둘째는 더 이상 자연분만의 매리트를 느끼지 못하도록 하는 정부의 정책이 문제라고 봅니다.

생명 탄생에 300만 원을 받는 나라와 30만 원을 받는 나라를 단순 비교한다면 시쳇말로 돈 안 되는 일에 시간과 노력을 투자할 세상이 아닌 것입니다.

또 한 가지 이유로는 안전사고로 인한 법적 책임입니다. 출산 도중 문제가 생긴다면 왜 수술하지 않았는가? 하고 법적 책임을 추궁당해야 하지만, 수술 도중에 잘못되면 최선을 다했다는 이야기로 많은 부분 책임이 희석됩니다.

수술에 참여한 집도의, 마취의, 하다못해 수술실 간호사까지 그 책임을 골고루 나누어서 지게 됩니다. 물론 출산에 수술이 꼭 필요한 경우도 있고 또한 자궁수축이 거의 '경련'의 수준만큼 강하게 오는 사람에게는 마이너스적인 측면을 따져 본 뒤 약물 사용이 필요할 수도 있습니다.

스웨덴의 제이콥슨이라는 사람은 약물 하는 청소년들의 성장환경을 조사하다가 그의 엄마가 출산 시 진통제나 마취제를 사용한 경우가 많았다는 공통점을 보고하였습니다.

유도분만을 전문으로 하는 일본의 한 병원에서 태어난 아이들에게 유난히 자폐아가 많았다는 연구 결과에도 우리는 주목해야 합니다. 출산 시에 진통제나 마취제 사용은 모아애착 시간을 허비하게 하며 젖 빠는 본능을 저해시킵니다. 자연스러운 진통을 통하여 모체로부터 흘러나오는 호르몬으로 온몸을 흠뻑 적시며 세상에 태어남이 건강한 삶의 시작이라고 할 수 있겠습니다.

세상과의 만남에 배에 메스를 대는 일에 죽음의 공포를 느낄 만큼 태아는 스트레스를 받는다고 합니다. 스트레스로 인한 호르몬 불균형이 성장 시에 많은 문제점을 야기시킨다는 것이지요.

진통을 겪고 아이를 낳으면 원시인 취급을 하는 경우도 있습니다. 예전에 우유 광고에 열을 올리며 모유 먹이는 엄마를 원시인 취급하던 사회 분위기가 기억납니다. 몇십 년이 흐른 지금에 와서야 지식인 여성들이 모유수유를 합니다. 또 얼마나 시행착오를 거쳐야 원시반본(原始返本) 하는 우를 범하지 않게 되는 것일까요?

무통 시술법이 국가부담으로 바뀌어 너도나도 무통분만을 합니다. OECD 국가 중 제왕절개 수술국 1위라는 오명을 벗기 위해 국가가 정상분만에 대하여 의지를 분명히 한 것으로 보입니다.

수술하기보다는 확실히 무통마취제 사용이 더 낫습니다. 그러나 분만 시에 느끼는 진통의 의학적 원인이 자궁근육 내의 산소 부족이란 점, 무지에서 비롯되는 공포나 두려움이 긴장을 유발시키고 산소부족을 가중시킨다는 사실을 올바로 인식한다면, 출산준비 교육을 통한 계몽과 이완을 위한 호흡법 보급이 올바른 출산문화를 바로잡는 길이며 평화로운 탄생을 약속하는 길이라고 생각합니다.

이즈음 청소년들의 마약에의 탐닉이 늘어나는 것도 출산 시 과다하게 사용되는 진통제, 마취제 사용과 무관하지 않을 것이라 봅니다.

10 그 음성

주변이 한가해지니 지난 일을 돌아보며 곰곰 생각하게 됩니다.

요즘이야 서른세 살 초산모가 흔하지만 제가 첫아이를 낳았던 1986년에 저는 노산모에 속하였습니다. 산부인과에서는 보통 나이 많고 키 작고 뚱뚱한 초산모를 싫어하는데 분만 진행이 잘 안되어 오래 끌며 고생하다가 수술로 가는 경우가 많기 때문이지요.

제가 딱 그 경우에 부합될 가능성 많은 초산모였습니다. 더구나 아기가 거꾸로 있어서 제왕절개 수술 가능성이 컸습니다.

한참 후의 통계이지만 한동안 우리나라는 OECD 국가 중 제왕절개 출산율이 가장 높은 나라로 랭크되어 2001년에는 40%가 수술분만을 한다는 통계가 발표되었습니다. 밖에서 보기에는 분만 진통도 못 참는 엄살 많은 여자들과 강아지 분만비보다 더욱 저렴한 분만 수가 때문에 수술을 선택하는 병원과 의사들이 콜라보 된 부끄러운 결과로 평가받고 있었습니다.

그러나 제가 아이를 낳았던 1986년 당시는 가능하다면 자연분만을 선호하던 시대였습니다. 아기가 분만의 주체가 되어서 천천히 산도를 통과하며 치약 짜듯이 흉곽에 찬 양수를 모두 짜내고 첫 호흡을 시작하는 편이 건강한 삶의 첫 단추인 것입니다.

아기가 태중에서 발차기하며 활발하게 놀다가 막달이 다가오면 좁아진 공간에서 태동이 줄며 세상에 나갈 준비를 하고 점잖게 스탠바이하게 되는데, 머리를 엄마 골반 쪽으로 두고 엉덩이는 가슴 방향으로 하는 게 정상 태위입니다. 그런데 우리 아기는 계속하여 엄마인 저랑 같은 방향인 11자 축으로 있었습니다. 34주 이전에 태어날 자세를 잡는 게 보통인데 아기가 자라 공간이 더 좁아지면 역아에서 정상위로 돌기가 어려워지기 때문입니다.

아이를 낳을 당시 저는 수술실, 회복실, 분만실, 신생아실이 모두 한 층에 있는 병원 신생아실에 근무하던 간호조산사였습니다. 아침에 출근하면 제일 먼저 초음파로 아기 머리가 정상위로 돌아갔나를 셀프 체크하며 근무를 시작하곤 하였습니다. '아가야, 머리를 밑으로 해야지? 엄마는 수술대 위에서 너를 낳고 싶지 않단다. 너무 크면 좁은 골반을 통과하기가 힘드니 3kg이 되면 세상에 나와 줄래?'라고 부탁하고 근무를 시작하곤 하였습니다.

제왕절개 수술을 할 때 제가 아기 받으러 수술실에 들어가면 모두 초록색 수술복과 모자, 마스크로 눈만 내놓고 긴장된 분위기로 수술대 위의 산모를 중심으로 둥그렇게 의료진이 둘러서서, 아기에게 마취제 피해를 최소화하기 위해 산모에게 수술 전 처치로의 진정제 투여 없이 집도의의 끄덕임을 신호로 '시작!'과 동시에 순식간에 배를 열어 아기를 꺼내고 재빠르게 엄마랑 연결된 탯줄을 자릅니다. 아직 파랗게 질려서 첫 호흡도 열지 못한 아기에게 긴급 소생술을 하며 그렇게 아기를 받아안고 신생아실로 돌아와 케어하는 일을 제가 하였습니다.

그런데 수술대 위에 제가 누워 있다는 상상만으로도 무릎이 푹 꺾이며 현기증이 날 만큼 두렵고 싫었습니다. 저는 아침저녁 기도로 자연분만을 위해 하나님께 매달리고 배 속 아기에게도 부탁하며 하루하루 간절함으로 막달을 향해 가던 중 어느 날 신의 음성을 들었습니다.

둘러보니 주위에 아무도 없는 조용한 한낮 청담동 오빠네 집 계단에서였습니다.

높은 골짜기를 휘돌아 오는 굉음인 듯, 깊은 동굴을 울리는 듯 우렁우렁한 음성이 나의 고막을 쳤습니다. "영희야, 영희야, 너는 마음에 근심하지 말라!"

처음 듣는 음성이지만 하나님의 말씀인 줄 제 영혼이 즉시 알아차리고 있었습니다. 그 후 정상위로 돌기에는 조금 늦은 36주경 출근하는 버스 안에서 짧게 배가 아프면서 순식간에 아기가 도는 것을 느껴서, 출근하자마자 정상위로 물구나무서기에 성공한 우리 아기를 초음파로 확인하고 저는 눈물 콧물 범벅이 되어 하나님께 감사, 아기에게 감사, 온 우주에 감사하였습니다. 약속에 신실하신 하나님을 생각하면 지금도 감동이 몰려옵니다.

정상위로 돌아온 뒤에도 저는 아기에게 계속 교육하기를 아직 두개골이 말랑말랑하여서 골반을 통과하기 쉬운 38주쯤에 무게 3kg 정도로 나와 주기를 부탁하고 있었습니다. 말 잘 듣는 우리 아기는 정말로 예정일 10일 전에 몸무게 3kg 자연분만으로 저의 품에 안겼습니다.

우리는 아이를 낳아 기르며 새로운 세상을 경험하고 난 뒤 나를 낳아주신 부모의 마음을 조금 이해하게 되며 부모가 되어서야 창조주이신 하늘의 마음을 깨달아 성숙한 인간으로 성장해 나가는 것이 아닌가 하는 생각이 듭니다.

금지옥엽인 양 자식을 기르는 부모가 되어 인간을 향한 하늘의 마음을 알게 되며 신이 인간에게 허락한 희로애락의 참 의미를 깨달아 알게 되는 듯하니 깊은 감사를 드립니다.

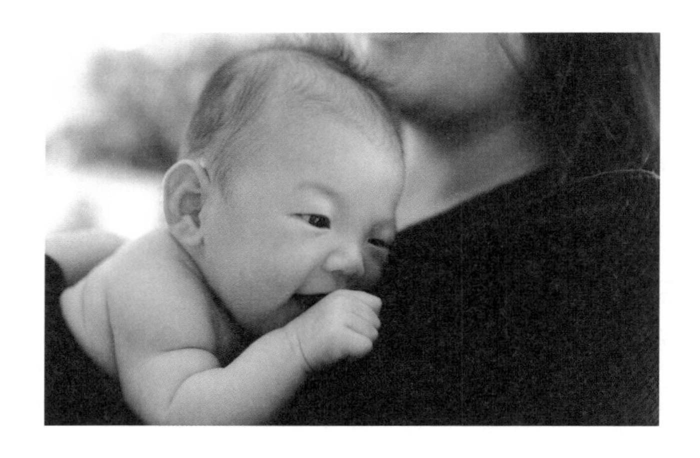

태어날 아가 기쁨에게

- 유영희

아가야 이리 온

봄 햇살처럼 보드랍게

나비처럼 가볍게

영롱한 자태로

이리 와서 안기렴

굳은 땅 밀어내고 하늘 보는 콩두처럼

은하수 노 저어 지구별 손님으로 오는 천사

하늘의 은총으로

우리의 기쁨이 되어줄 아가야

먼 여행길 잠시 졸리더라도

우주여행의 궤도수정은 하지 말고

아가야 이리로 오렴

11 다섯 번째 천사 지구별에 오시다

'첫단추산후조리원' 노원점과 중화점을 순차적으로 접고 많은 생각 끝에 마지막 용기를 내어서 2015년 원남동에 '첫단추조리원' 창경궁점을 오픈한 후에 나는 더 이상 분만은 안 하리라는 생각으로 초음파 기계를 처분하였습니다. 분만 관련하여 나는 심한 내상을 입고 파편을 맞아 동굴에 숨어드는 곰처럼 깊숙이 칩잠해 들어갔습니다.

출산예정일을 앞둔 산모가 있으면 밤에 다리를 뻗고 잠을 잘 수가 없습니다. 주로 진통은 밤에 오므로 혹시 문자메시지가 오는지 노심초사하게 되는데, 분만을 접고 나니 더 이상 밤에 불려 나갈 일이 없다는 생각에 홀가분하였지요. 모든 아기 받는 조산사나 산부인과 당직 의사에게 동병상련의 아릿한 마음을 금할 수가 없습니다. 분만이란 것이 그렇습니다. 잘하면 본전, 한 번이라도 사고가 나면 십 년 공부 나무아미타불이고 여생이 지옥이 될 수도 있는 의료계의 3D업종이 산부인과 아기 받는 일인 것입니다.

석양빛을 받으며 노을을 보듯 인생을 돌아보면 신의 가호가 없이는 생명의 탄생이라는 신의 영역에서 일하는 것 자체가 대단히 어려운 일인 것이지요. 그렇게 고단하고 돈 안 되는 일을 평생의 업으로 내게 주어진 사명이라 생각하며 열심히 최선을 다해 늘 기도하는 마음으로 아기를 받았었습니다.

'영희야, 정말 애썼구나! 수고 많았구나!' 하고 울음 섞인 칭찬과 함께 스스로를 꼭 안아주고 싶습니다.

2012년에 네 번째 아기를 받아줄 때 막내라고 말하였던 목사님 부부가 만 5년 만에 배불러서 다섯 번째 출산을 도와달라고 조리원을 찾아왔습니다.

올망졸망 까르륵 신나는 네 아이와 여전히 여신 같은 미모의 산모. 그녀의 피부가 우윳빛으로 빛납니다. 교역자의 작은 사례비로 네 아이를 키우려면 정말 어렵게 내핍생활을 해야 할 텐데 세상에나 다섯 번째 아이라니…. 나는 가정분만보다 비용이 저렴한 병원분만을 권했습니다. 그러나 그들 부부는 다섯 번째 임신을 하면서 특이한 영적 경험을 한 이야기를 하였고, 부부 나름의 독특한 자녀관, 육아관, 아이 키우기의 진수를 이야기 들으며 내가 가족들과 예정돼 있는 해외여행 동안 그 안에 산기가 있으면 인연이 없는 거로 생각하자고 말하고 헤어졌습니다.

그 후 시간이 흘러 예정대로 러시아 가족여행을 다녀왔습니다. 러시아 선교사로 파송되어 23년을 사역한 막냇동생이 함께 러시아 여행을 하고 와서 한국에서 치과 진료를 마친 뒤 7월 31일 월요일 출국을 앞두고서 가족송별회를 하기로 한 날 새벽이었지요.

양수가 흐른다고 문자가 왔습니다. 분만 물품을 챙겨서 충정로 아현성결교회 목사관으로 가서 진찰해보니 산문은 2cm가 열려 있습니다. 산모는 별다른 진통 없이 술술 문이 열리는 극 순산 체질인지라 두 시간 뒤 다시 진찰을 해보았습니다. 별 진행이 없으나 자궁의 수축과 이완이 규칙적으로 계속되므로 오늘 중 낳을 것 같다고 말하고, 나는 점심 약속이 되어 있는 장소로 갔습니다.

러시아 가족여행 다녀온 이야기로 화제가 더욱 풍성하고 친밀합니다. 산모에 대한 책임감과 긴장감으로 식사 후 나는 지하철 30분 거리의 목사관으로 돌아가 다시 대기 모드. 아기 엄마가 된 후에 다시 간호대학 입학을 한 딸을 이번 분만에 조수로 쓰려고 했었는데 제주도로 휴가 간 덕분에 딸의 분만 견학은 패스.

산문은 느리게 느리게 열리고 있고 목사님과 아이들과 나는 많은 이야기를 하게 되었습니다. 아이들 노는 모습이 하도 재미있어서 우리 손주를 여기 데려다 놓으면 참 좋겠다고 생각했지요. 아이들은 학교에 안 다니고 모두 홈스쿨링을 하는데 암기 실력이 대단합니다. 밝고 영특한 영재집단과도 같은 느낌의 아이들입니다. 남산에서 잡아온 사슴벌레 12마리를 관찰하고 곤충과도 교감하며 형제끼리 노는 모습이 너무 귀엽습니다. 새로 태어날 동생에게 줄 편지도 개발새발 써놓고 생일선물로 줄 종이모자도 만들어 놓았습니다. 아빠가 문재인 대통령 부부를 만나서 함께 골프를 치는 꿈을 꾸었다고 말해서 오늘 태어날 인물이 이 집에 행운을 가져다줄 거라고 나름대로 해몽을 해주었습니다. 단독목회든 어떤 계획을 세우든 하나님 인도하심을 따라가실 거라고 덕담을 해드렸습니다.

밤 9시, 이제 산문이 겨우 5cm 열린 상태인데 산모가 화장실에서 나오더니 아기가 나올 것 같다고 말합니다. 안방에 출산 준비를 하고 불을 끄고 스탠드 불만 켭니다. 어둠 속에 열 달간 있던 아기의 눈부심을 배려하기 위함이지요. 복식호흡으로 힘 조절을 하며 자연스러운 분만을 유도합니다. 아기가 작고 보름 정도 일찍 나오므로 최대한 열상 없이 자연 그대로 나오도록 합니다. 힘이 들어가고 아기 머리가 보이기 시작합니다. 회음부를 보호해주며 서서히 산모에게 들이쉬고 내쉬고를 가르칩니다. 아기의 무게와 압력만으로 천천히 아기가 세상에 모습을 드러냅니다. 곧이어 이 세상에 없던 아주 작고 예쁜 여자아기가 태어나서 아기는 짧게 울음을 터트리고 조용히 엄마 품에 안겨 호흡을 고릅니다.

수고했다면서 목사님이 아내에게 입 맞춥니다. 네 번째 분만 시 아빠가 했던 말이 생각납니다. 당신을 존경한다고. 남편의 존경을 받으며 사는 아내의 마음을 잠시 헤아려 보았었지요.

아빠에게 탯줄의 힘찬 맥동을 느껴보게 합니다. 아직 탯줄은 아가에게로 모든 걸 실어 나릅니다. 생명이 힘차게 달리고 있습니다. 미역국을 끓이시던 외할머니와 언니 오빠들이 산모 주위에 둘러앉아 탄생을 기뻐합니다. 출산이 일상의 평온함 가운데 하나의 점처럼 찍히는 저녁 시간입니다.

10분쯤 경과된 후 아빠가 탯줄을 자르고 아기를 싸서 안은 채 자리를 비켜주고 산모는 후산을 합니다. 열상도 없고 출혈도 없습니다. 완벽한 분만입니다. 산모 꿈에는 내가 나타나서 하나님의 모습으로 축사를 하였다고 합니다. 도구로 쓰임 받음에 겸손하게 엎드려 감사드릴 뿐입니다. 산모 옷을 갈아입히고 아기를 목욕시켜 몸무게와 키를 재고 옷을 입혀 젖을 물려줍니다.

아기도 이 세상에 태어나기 위해 아드레날린 호르몬이 최고치로 흐르므로 출산 직후가 가장 각성된 시간인 것입니다. 세상에 태어나 처음 안정적으로 숨을 쉬어본 것과 탯줄로도 산소를 먹도록 기다려준 것과 어스름한 빛으로 시각을 보호해준 것, 품에 안고 사랑의 말을 들려준 것, 곧바로 첫 젖을 빨아본 것까지 이 모든 것이 갓 태어난 아기에게는 인성 형성의 골든타임이며 첫 단추인 것입니다.

편안한 첫 호흡과 사랑을 너에게 주노니 아가야, 너를 사랑하며 축복한단다. 대지에 굳게 뿌리 내린 나무처럼 마르지 않는 샘물처럼 언니 오빠들과 행복하게 잘살아라.

주님, 이 가정에 하늘문을 열어 축복을 부어주시옵소서.

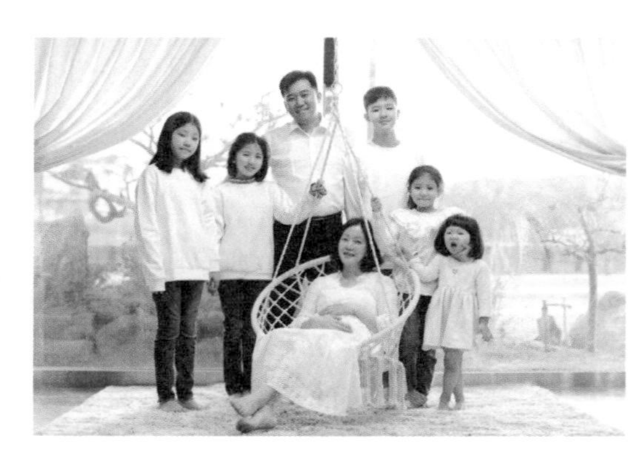

함창영광교회 조 목사님 가족 사진. 시골 목회를 하시며 현재 6번째 천사를 잉태 중이시다. 한 생명이 귀한 이때 정부에서 이들의 양육을 책임져 주면 좋겠다.

12 분통 터지는 대학병원

상계동 주공아파트에 사는 초산모의 가정분만을 도와주었습니다. 순조롭고도 기쁨 넘치는 축제 한마당이었으나 공교롭게도 산모는 B형 간염 보균자였습니다. 산모가 간염 항체가 없는 상태에서는 표면항원이 양성일 경우 태아가 산도를 통과하며 산모의 피에 노출되므로 수직감염의 우려 때문에 출산 후 12시간 내 면역 글로불린과 간염 백신을 맞아야 합니다.

늦은 밤에 출산하였으나 대학병원이 코앞에 있으니 먼저 병원에 전화를 걸어 사정을 이야기하였지요. 응급실을 통하여 신생아실에 와서 주사를 맞히라고 하여서 아기 아빠와 함께 병원으로 갔습니다. 밤 12시가 넘은 시간이지만 응급실은 각종 환자로 복잡하였습니다. 접수하고 기다리는데 신생아실과 응급실이 서로 주사 처치를 미루며 시간을 끌고 있습니다.

갓 태어난 신생아인데 이렇게 기다리게 하냐고 항의하자 잠시 후에 새파랗게 어린 당직 의사가 아기를 살펴본 뒤 처방을 해주어 우리는 아기를 안고 신생아실로 올라갔습니다. 그런데 함께 올라간 직원이 신생아실에 넘겨주는 약이 4가지나 됩니다.

신생아실 간호사에게 왜 약이 4가지냐고 묻자 간염 백신과 면역글로불린, 파상풍 백신에다 비타민 K까지 해서 4가지랍니다. 집에서 아기를 낳았다고 하니 소독도 안 된 녹슨 가위로 탯줄을 잘랐을 것이라 생각한 건가요? 진찰 시에 30년 임상 경력의 조산사임을 밝히고 아기의 출산상태를 자세히 설명하였지만 보기 좋게 무시당한 겁니다. 아기를 안고 들어간 뒤 한참을 기다리자 간호사가 다시 나오더니 아기 피검사를 한 뒤에 주사를 놓겠다고 말합니다.

어이가 없었습니다. 정말로 어이 상실입니다. 세상의 첫 관문을 스스로의 힘으로 통과하느라 사투를 벌이고 이제 겨우 엄마 품에 안기게 된 조막만 한 핏덩이에게 여러 가지 주사를 맞히는 것도 안쓰러운데 피를 뽑아 검사하겠다니…. 서혜부나 경정맥에 주사기를 직각으로 세우고 혈관을 찾기 위해 이리저리 찔러대고 아기는 기절할 듯이 울어대는 상황이 눈에 선합니다. 순간적으로 분이 나서 다른 병원에 가겠다고 그냥 아기 돌려 달라고 목소리를 억누르며 말했습니다. 다른 병원으로 가서 예방주사만 맞힐 테니 그냥 도로 내달라고 하였지요. 아무 말 없이 들어간 간호사는 한참 후에 검사 안 하고 주사를 맞혔다며 아기를 안고 나왔습니다. 엎어지면 코 닿을 병원에 심야에 가서 주사 맞는 데 2시간이나 소요….

어른도 한 대 맞으면 아픈 주사를 4대씩이나 무더기로 맞고 우는 힘없는 아가에게 미안했습니다. 따뜻한 양수 속에서 헤엄치며 놀다가 모진 고생 끝에 세상에 나왔더니 무지막지한 어른들이 이런 대접을 해주었구나.

아기를 안고 집으로 돌아오며 분통 터지는 우리의 과잉 의료현실을 개탄스럽게 생각했습니다. 의료소비자의 요구에 맞춰서 대학병원은 좀 더 진화가 되어갈 순 없는 건가요?

출산은 질병이 아니라 그 사회의 문화입니다. 획일화로 갈 이유가 전혀 없습니다. 굴욕 의자를 버리고 가장 편안하고 행복한 출산 경험을 주도적으로 누리는 대한민국 1%의 여성들을 마치 원시인처럼 대접하는 이 사회 의료인들의 시선이 못마땅합니다.

"너무나 귀한 아기를 잉태하고 보니, 태어나지 못하고 죽어가는 아기들이 더 많은 병원에서 내 아기를 태어나게 하고 싶지 않아요. 태어나지 못한 아기들의 안 좋은 기운이 서린 곳에서 첫 호흡을 하기보다는 부부가 생활하던 공간이 세상에 태어나는 내 아기에게 가장 좋은 장소일 것 같아요"라던 어느 산모의 이야기가 감동적입니다. 생각이 각자 다른 것을 인정하고 최선의 방법을 찾도록 도와주면 되는 것입니다.

두 사람 사랑의 결정체가 탄생하는 가장 좋은 장소는 병원이기보다는 사랑의 기운이 넘치는 두 사람의 안방이어야 한다는 이야기에 깊은 감동을 합니다. 의사가 없던 시절에도 우리 선조들은 아기를 낳았고 인류문명이 이어져 오지 않았는가 말입니다.

13 산후우울증

"원장님, 자꾸 헛구역질이 나오고 밥 먹기가 싫어요. 그리고 밤에 잠도 안 오고 자꾸 눈물만 나와요. 첫애 때도 그랬는데 두 번째도 또 그러네요. 아기 젖먹이기가 너무나 힘이 들어요."

조리원을 퇴실했다가 너무 힘들다고 다시 보따리 싸서 조리원에 재입실한 산모였습니다. 눈만 마주치면 눈물이 그렁그렁해지는 조리원 산모를 퇴실시키면서 정신과에 들러서 집에 가고 집에서도 절대 혼자 있지 말고 친정으로 가라고 했는데 아무도 없는 시골에 가서 어떻게 지내나 걱정이 됩니다.

출산 후 호르몬 변화로 인하여 생기는 산후우울감은 대부분의 산모에게 있습니다. 보통은 2주 이내 사라지나 그러지 않은 채 좀 더 발전되면 산후우울증이 되고, 산후우울증 단계에서 적극적으로 치료를 안 하고 방치하면 산후 정신이상이 되어서 자살이나 아동학대 등의 사회문제로 이어지니 공포의 산후우울증입니다.

임신 이전부터 우울증을 앓았던 사람 혹은 월경전증후군이 심했던 사람이나 피임약을 먹을 때 정서적인 변화가 심했던 사람이 산후우울증에 걸릴 확률이 높고, 첫아이 때 우울증을 앓은 사람은 두 번째 출산에도 역시 우울증에 걸리기 쉽습니다. 배우자와 가족들의 정서적 지지나 관심, 옆에 함께 있어 줌이 절대적으로 필요합니다. 출산 후에는 영양제나 돈보다 곁에 함께 있어 주는 배우자가 더 소중한 법입니다. 산후우울증을 앓았던 사람은 갱년기 호르몬 변화가 급격해질 때 다시 우울증을 앓게 되니 이를 경계해야 합니다.

나도 출산 후에 우울증을 심하게 앓았는데 식욕도 없고 잠도 안 오고 기분이 가라앉아서 눈물만 나오던 기억이 납니다.

내가 대체 무슨 짓을 한 건가? 내가 이 아이를 잘 키울 수가 있을까? 부모 역할에 대한 부담이 크게 다가오며 한 생명을 책임진다는 사실이 두렵게 느껴지기조차 하였습니다.

젖은 한 방울도 안 나오고, 가슴이 빵빵하게 한번 부풀지도 않은 채 말라가고, 머리끝 정수리는 바늘로 찌르듯 아프고, 관절마다 찬물에 닿은 듯 느껴지며, 심장에서 가장 먼 부분인 손끝 발끝에는 순환이 되지 않아서인지 남의 손발인 양 감각이 무디고, 부종이 빠지지 않아서 부석부석한 채 출산휴가 4주를 보내고 직장에 복귀하였지요.

지금은 산후휴가가 3개월에다 육아휴직도 가능하지만 1986년 그때는 산후휴가가 한 달도 아닌 딸랑 4주였습니다. 조산사이고 모유수유 전문가라고 하면서 분유통과 함께 남의 손에 내 아이를 맡기고 남의 아이 봐주러 신생아실에 출근하였습니다. 그 당시 우울하던 기억을 떠올리면 한없는 자기연민에 사로잡히게 됩니다.

여성에게 있어 아기를 낳는 일 만한 큰일이 없습니다. 생각해보세요. 사람에게서 사람이 태어난다는 사실, 자신의 가장 정교한 진액만을 모아 모아서 하나의 세포로부터 출발한 씨앗이 소우주를 만들고 눈 코 입이 닮은 사람으로 태어난다는 사실이 신묘막측하지 않을 수가 없습니다. 돈으로 사람을 만들 수가 없고 과학으로 신의 영역에 가까이 다가서는 것 또한 신에 대한 도전일 뿐 어설픈 흉내 내기에 불과한 것입니다.

산꼭대기에서 조개껍질이 발견되고 바닷속에 산맥이 휘달리는 것처럼 임신, 출산은 이렇게 여자의 몸에 커다란 지각변동을 가지고 옵니다. 가족들이 이를 잘 이해하고 보듬어 안아주어야 할 때인 것입니다.

이즈음 아기를 낳을 생각조차 하지 않는 현대인들에게서 나는 우울증을 봅니다. 피곤으로 이어지는 의욕 상실이나 삶에 대한 에너지 고갈 그리고 종족 보존의 본능에 충실하지 않은 성적 의욕의 저하, '우리가 남이가?' 하는 섹스리스 결혼생활….

세월호 침몰 사건과 막후에 드러난 부당한 부의 편중, 세습되는 부나 가난 등 내 힘으로 어쩌지 못하는 사회문제가 현대인들에게 집단 우울증을 만들어주는 것은 아닌가 하고 생각해봅니다.

작은 의사는 사람의 질병을 치료하고 큰 의사는 국가와 민족을 치료한다는데 이 시대 우울증을 치료할 큰 의사를 기다려봅니다.

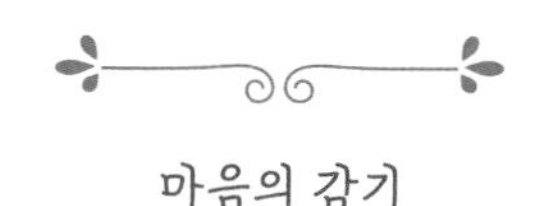

마음의 감기

- 유영희

몸에도 마음에도

붉은 신호등이 켜지면 잠시 멈춰서서

스스로를 살펴본다.

첫사랑을 기억해내듯이

첫 마음을 보물찾기하듯이

날날이 찾아서 세세히 살핀다.

푸른 신호등이 켜질 때까지.

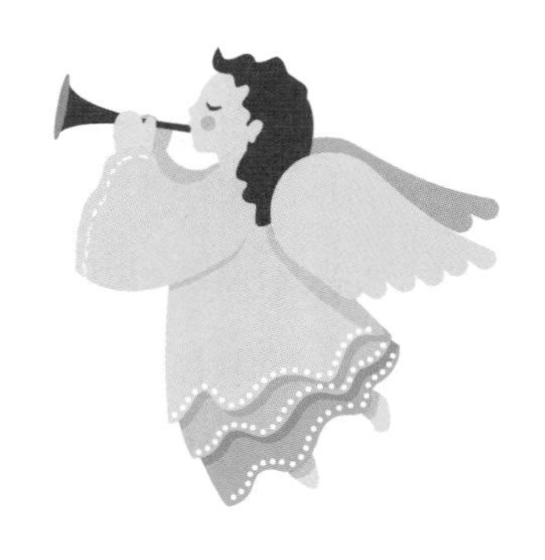

14 산후조리에 대하여

분만 직후에는 골반을 비롯하여 모든 관절이 느슨하게 풀려 있고, 분만으로 인하여 생긴 자궁 내의 상처와 체내에 저류된 수분이 소변과 땀으로 배출되면서 몸이 여물어져야 합니다. 최소 삼칠일(3*7일)을 전통적으로 산후조리 기간으로 잡고 있으나 관절이 회복되고 제 기능을 수행하기까지는 100일이 걸립니다. 100일의 의미는 아기에게만 해당됨이 아니라 산모에게도 건강을 회복하여 산욕기에서 벗어나 일상으로 돌아가는 시기이기도 합니다.

* 산후조리 시 주의할 사항을 적어봅니다.

1) 출산 직후 24시간은 가능한 한 누워서 쉽니다.

2) 찬바람과 찬물을 멀리합니다(여름에도 마찬가지). 이완된 관절 사이로 냉기가 들어가는 것을 산후풍이라고 하는데 이를 막기 위해 찬바람과 찬물 사용을 금합니다.

3) 회음부 상처는 좌욕을 하루 2회 합니다. 특히 대소변 후 더운물

로 좌욕합니다.

4) 몸을 따뜻하게 보온에 신경 쓰며 팔다리 관절이 드러나지 않게 긴 옷을 입습니다. 여름에 덥다고 짧은 소매 옷에 에어컨 사용은 금물!

5) 너무 푹신한 침대 사용은 요통의 원인이 될 수 있습니다. 허리와 하복부에 핫팩을 자주 이용합니다.

6) 임신 중 먹었던 음식은 대부분 먹을 수 있지만 딱딱한 음식이나 맵고 짠 음식, 차가운 음식, 커피, 술 등도 삼갑니다.

7) 최소한 일주일은 목욕을 피하고 더운 물수건으로 닦아내는 정도로 참습니다. 컨디션이 좋으면 머리부터 감고 그 자리에서 말린 후 이상 없으면 다음 날 샤워합니다. 머리 감고 난 뒤에 두통, 발열, 으슬으슬하거나 몸살기가 있으면 몸을 따듯하게 하고 타이레놀을 한 알 먹고 누워서 쉽니다.

8) 모유수유에 전념하며 가사노동은 최소한 4주 이후부터 합니다. 무거운 것을 드는 걸 삼갑니다. 특히 큰아이를 들어 올리지 않습니다. 자궁이나 방광이 밑으로 빠지는 경우가 종종 있습니다.

9) 산후풍의 다양한 증세는 개인차가 있으나 대체로 다음과 같습니다.

- 허리, 다리, 무릎, 손목 등 일부 관절이나 전신 관절에 통증이 옵니다.
- 신체의 일부 또는 전신이 시리거나 찬바람이 들어옴을 느낍

니다.

– 팔, 다리가 저리거나 시립니다.

– 오한이 나며 땀이 지나치게 많이 납니다.

– 피로가 심하고 빈혈, 두통, 메스꺼움 등이 일어납니다.

– 식욕부진, 불면증, 불안, 우울증이 나타납니다.

10) 임신과 출산은 피를 많이 필요로 하는 신체의 대단한 경험이므로 빈혈이 되지 않도록 철분제 복용과 균형 잡힌 음식물 섭취에 신경 씁니다.

출산 후의 허증을 채우고 질 좋은 모유 분비와 빠른 회복을 위하여 자양과 휴식에 전념하며, 빗질하면 머리카락이 한 움큼씩 빠지고 치아가 흔들리며 관절에 바람이 들어오는 듯하거나 여름에도 발이 시린 증세 등등 산후조리를 잘못하여 고생하는 분들이 많습니다.

일생에 한두 번 생명을 내려놓는 역사에 굳이 부족함을 참고 갈 필요는 없다고 봅니다. 산후 보약이라도 지어 먹고 마음 편히 건강을 추스르는 편이 후일을 도모할 수가 있다고 봅니다.

15 산후조리원장은 119

나의 '출산준비교실'에서 수업을 착실히 들은 어느 산모가 분만실에서 호흡법과 힘주기 등을 잘해서 칭찬받으면서 첫아기 분만을 잘하였다는데, 조리원 입실 후 살펴보니 아기 두개골이 여러 군데 골절되고 이마 부위에 심한 함몰까지 있어서 기함하였습니다.

출산한 병원에서는 주말이 끼어 있으니 월요일 날 신경외과로 가보라는 안내를 받고 퇴원해 우리 조리원으로 온 것입니다.

담당의가 대수롭지 않게 이야기하니 산모도 대수롭지 않게 생각한 모양인데, 아기를 분만 도중 바닥에 떨어트린 게 아닌데 두개골이 골절되었다면 골반을 통과할 때 그 압력을 견디지 못할 만큼 뼈가 약하다는 이야기이기도 하고, 어쩌면 철모를 쓰고 자라야 하는 칼슘대사의 이상일는지도 모릅니다. 두개골 내 출혈이 없다고 판단하여 퇴원시켰겠지만, 구토나 경기 등 만약의 사태를 생각할 때 조리원에서 주말을 보내기에는 무리가 있다고 판단하여 대학병원에 입원하여 경과를 보고 신경외과 진찰을 받으라고 이야기했습니다.

산모와 보호자는 다시 출산한 병원으로 돌아갔으나 방이 없다고 거절당하고 우리 조리원에 머물 것을 원하였으나 어쩔 수가 없었습니다. 집에서 주말을 보낸 뒤 월요일 대학병원 신경외과에 가서 진료받고 저절로 뼈가 붙을 때까지 지켜보는 수밖에 없다는 이야기와 분만 중 어깨뼈가 부러지거나 두개골이 골절되는 경우가 왕왕 있음을 들어 산모를 안심시킨 모양입니다.

칭찬받으면서 분만했다고 감사하다고 하더니 병원으로 도로 가야 한다고 말할 때 그 실망… 짧은 감사와 긴 원망, 이런 경우가 제법 많아서 익숙해질 만도 한데 도무지 익숙해지지 않습니다.

또 한 번은 정상분만 후 2박3일 만에 퇴원하여 조리원에 입실한 어느 산모의 경우 입실 첫날 아기 변이 이상하다고 생각하여 바로 로타바이러스 검사를 보냈더니 양성이 나와서 대학병원에 아기를 입원시켰습니다. 로타바이러스는 대변을 통하여 감염되며 아기를 돌보며 손 위생이 철저하지 못한 경우 파급력이 대단한 바이러스입니다. 대변 본 아이를 가령 물티슈로 잘 닦아낸다고 해도 비누로 깨끗하게 씻는 것만 못합니다.

아무런 증세 없는 정상적인 사람도 직장도말 검사를 하면 많은 경우 로타바이러스가 검출되니 무조건 철저히 손을 씻고 아기를 돌봐야 합니다. 엄마도 아기를 만지기 전에 손 위생에 신경 써야 합니다. 아기 감염의 대부분은 엄마가 매개체가 될 수 있으므로 면역력이 있는 경우 대부분 증세 없이 넘어가지만, 면역력이 약한 경우 설사나

발열, 탈수 등으로 이어질 수도 있고 2세 미만의 설사 환자 대부분이 로타바이러스에 의한 장염이라고 하니 아기를 키울 때 손 위생에 유의해야 함을 알 수 있지요.

설사하는 아기를 검사하러 가고 입원하러 가고를 모두 따라다니며 도와주었는데 '조리원에서 뭐 잘못한 것이 있나?' 의심하면서 험한 말을 하더니, 입원한 지 5일 만에 다시 조리원으로 왔습니다. 로타바이러스가 나오면 최소 1주일을 치료하는데 5일 만에 재입실한 아기가 토마토소스처럼 불긋불긋한 변을 보는 것이 아닙니까?

혈변 보는 아이를 왜 퇴원시켰는지 그 병원도 이해할 수 없거니와 치료가 안 되었다고 설명하고 재입원해야 함을 이야기하는데 조리원에서 잘못해놓고 쫓아내고 있다고 치료비 내놓으라고 막무가내 소리를 지릅니다. 출산 후 조용히 휴식을 취하는 산모들에게 시끄럽게 굴어 불편함을 끼치고 분위기 제압하여 목적한 바를 취하겠다는 속셈이 너무나 빤히 들여다보입니다.

잠복기와 치료 기간에 대하여 설명하고 아기를 위하여 재입원 치료를 권하였으나 이미 나빠진 기분을 돌릴 수는 없고 무엇보다 다른 아기의 건강을 위협하는 상황을 묵인할 수는 없는 것입니다. 가장 적절한 판단이라 생각하여 재입원을 이야기하였는데 병원에서는 권위에 눌려 한마디도 못 하고 애꿎은 조리원에 와서 보상을 요구하고 목소리를 높이는 이런 종류의 사람들이 정말 싫습니다. 경험은 대단히 중요한 자산입니다. 특히 의료에 있어서….

산후조리원장은 때때로 119처럼 방향을 제시해줘야 합니다.

또 한 명의 여자아기는 외음부에 외피 형성이 안 되어 점막이 이상스럽게 선홍색이었습니다.

입실하고 며칠 관찰하면서 보니 질구와 항문 사이에 작은 누공이 있어서 어디랑 연결이 된 건지 의심스럽습니다. 출산병원에서도 발견 못하고 조리원에 입실한 케이스였습니다. 대학병원에 진료 예약을 하고 기다려서 보냈더니 선천성 기형이라 수술해야 한다는 것이었습니다.

그렇게 예뻐해 주고 모든 편의를 다 봐주었건만 나중에 남편에게 걸려 온 전화로 몹시 언짢아졌던 기억이 납니다. 어디에나 특급도 있고 진상도 있는 법이라고 생각하지만 정말로 익숙해지지 않는 부류들이 있지요. 특히나 아기를 낳은 경사에는 아기를 위하여 좋게 생각하고 넘어가는 게 우리네 정서인데 말입니다.

조리원을 10년 넘게 운영하면서 산후조리원이야말로 세상에 갓 태어난 아기와 지칠 대로 지친 산모가 아가와 함께 재탄생을 경험하는 접점이라고 생각합니다.

모든 뼈마디가 늘어나고 온몸이 파김치가 될 만큼 힘든 출산을 한 뒤 휴식하며 육아를 위한 전쟁을 앞두고 전열을 가다듬으며 지식과 경험을 습득하는 공간이라고 볼 수 있는 산후조리원이 어떻게 아무나 원장을 할 수가 있는지 현재의 제도가 너무나 모순이라고 생각합니다.

일본도 저출산 문제로 심도 있는 대책을 강구 중인데 이미 국가가 지급하는 출산비와 아울러 향후는 산후조리비도 국가가 지원하기 위하여 노인병원처럼 조리원 시설도 국가가 하고 조리 비용도 국가가 대는 방안을 마련하기 위해 법 제정에 들어갔다고 합니다.

조리원에서 일하는 사람 모두를 자격증 제도로 산모와 신생아를 돌보는 사람은 조산사라야 되고 기타 업무를 보조하는 사람도 일정한 과정을 마친 사람이라야 한다고 하니, 법을 먼저 만들고 법에 따라 시행하는 합리적인 부분이 사고가 터진 후에야 법을 제정하는 우리네가 배우고 본받아야 할 점이라고 생각합니다.

산모와 아기를 돌보는 산후조리원장은 사명감 없이는 수행할 수 없는 직업입니다.

첫단추
산후조리원
창경궁점

UH-OOLIM
감 사 패
주) 첫 단추 산후조리원 대표원장 유영희
귀하께서는 어울림청소년인재개발협회 연탄봉사
1기 후원자로서 헌신적인 운영으로 본 봉사를 활성화
시켜 명실공히 그 초석을 튼튼하게 하는데 공적이
크므로 그 동안의 노고에 감사드리며 그 고마움의
뜻을 패에 담아드립니다.
2015년 1월
어울림청소년인재개발협회
대 표 이 용 주

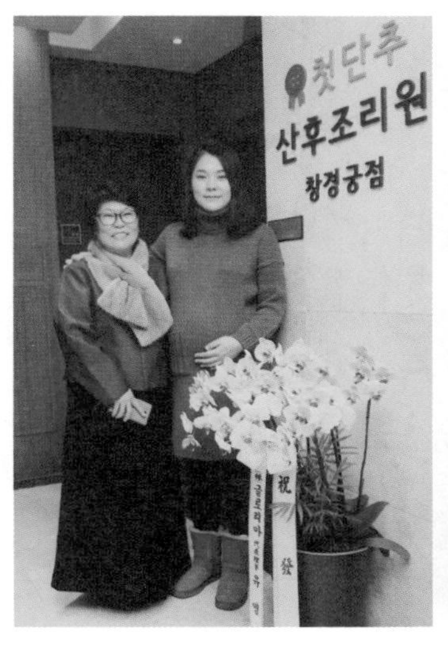

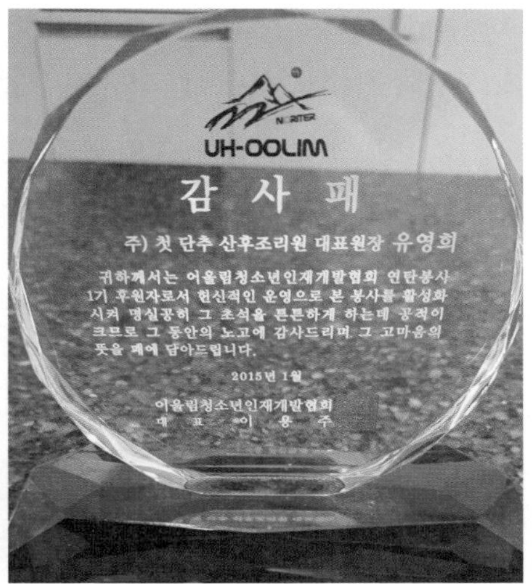

16 상처의 사명

내 마음 깊은 곳에 희미한 그림이 한 장 있습니다.

빛바랜 사진처럼 뇌의 어느 저장공간에 있는 희미한 그림….

공포와 충격으로 멈춘 시간들처럼 거미줄 친 창고 안에 있는 각각의 사연들은 스포트라이트가 꺼지지 않은 채 남아 있습니다.

겨울 눈밭에서 발버둥 치며 울고 있는 아이, 돼지우리에 던져져서 울고 있는 아이, 연못 속에 던져진 어린아이, 아파트 베란다에서 우는 아이를 던져버린 산후우울증 엄마, 칠곡 계모 살인사건이나 울산 계모 학대사건 등등….

학대받는 아이들의 모습들입니다. 아동학대의 80%는 부모에 의한 것이라고 합니다. 그들 부모의 삶을 어떤 것이었을까요?

학대받은 상처투성이 부모의 어릴 적 모습을 그 아이들에게서 보게 됩니다.

그 아이들은 태어나기 이전 천사로 살다가 지구별 사람으로 오기 위해 스스로 어머니를 선택하였고 빛의 통로를 타고 어머니 배 속 작은 씨앗의 모습으로 왔지요.

따뜻하고 포근한 자궁 속 열 달은 낙원이었지요.

파도에 밀려 밀려 세상으로 나올 때 울었던 것은 추방된 실낙원의 그리움 때문이었습니다. 어머니와 분리되며 겪은 불안은 원시림에 불시착한 비행기의 어린 왕자보다 천 배는 더 심한 불안감이었습니다. 어머니의 부드러운 유방과 따뜻한 젖을 원했건만 채워지지 않는 불안감을 울음으로 표현할 수밖에 없었습니다.

내 의지로는 아무것도 할 수 없어 오직 사랑만을 갈구하는 가냘픈 존재…. 우는 것 이외에는 할 수 있는 것이 아무것도 없었습니다.

심리학자 프로이트는 말했습니다. “정말 중요한 기억은 무의식에 남는다”라고.

보호적 기억상실은 자기를 지키기 위한 프로그램이지만 때때로 프로그램은 불량품이 있기에 마음속 깊은 상처를 지우지 못한 채 덮여 있다가 성장 이후 어른이 되어 그 실체를 드러냅니다. 누군가에게 힘을 행사할 수 있는 작은 권력이라도 쥐게 되면 드디어 상처는 기지개를 켜며 피해자에서 가해자의 모습으로 역할이 바뀌고 악습은 혈통을 따라 흘러가고 상처는 그 사명을 다하고 있습니다.

우리 모두는 크고 작은 상처 속에서 살아가고 있는 가엾은 존재입니다. 여기서 할퀴고 저기서 할퀴며 상처는 마치 바이러스처럼 현대인을 습격합니다.

마음의 상처는 나이테처럼 성장의 유구한 흔적으로 남을 수 있습니다. 가녀린 풀줄기가 시간이 흘러 단단하게 목질화된 줄기가 됨을 바라봄같이, 상처를 객관적 시각으로 바라보며 담담하게 직면하고 인정하는 치유의 시간이 필요합니다.

DNA에 새겨진 상처를 인정하고 적극적으로 치유하는 시간이 있어야 자식에게 계승되는 상처의 고리를 끊을 수가 있습니다.

인류 역사의 수레바퀴에 핀 아름다운 꽃을 바라보며 열매를 기대함같이 승화된 상처는 보석처럼 빛나는 별로 어두운 하늘을 아름답게 물들이여 감동을 줄 것이기에, 치유 받은 상처는 인생에 아름다운 별이 될 것이며 상처 입은 치유자는 타인을 치유하는 스승이 될 것입니다.

아이를 키우는 부모들이 상처의 대물림을 인지한다면, 사랑받은 아이가 사랑을 베풀 수 있음을 기억한다면, 사랑의 기억이 내 아이의 가장 고귀한 재산임을 안다면 내일의 세상은 좀 더 밝고 따듯하게 진화가 되리라 생각합니다.

17 성공의 초석

오래전 이야기입니다.

하나밖에 없는 무남독녀 외동딸 보미가 대입 시험을 치고 합격자 발표를 보고 난 뒤에 아르바이트를 알아보러 다니더니 하루 만에 피시방에 일자리를 구했다고 하는 것입니다.

엄마가 혼자 고생한다고 생각한 모양인지 용감하게 아르바이트를 시작했는데, 밤 9시부터 다음 날 아침 9시까지 12시간을 담배 연기 자욱한 피시방에서 이런저런 허드렛일을 하면서 첫 사회생활을 시작한 것입니다. 낮에는 비몽사몽 잠에 취해서 살고 저녁이 되면 전쟁터 나가듯 진격의 몸짓으로 비장하게 일터로 나가는데 너무나 힘들어서 며칠 만에 그만둘 줄 알았는데 그것은 단지 엄마의 노파심이었지요. 한 달을 꼬박 쉬임 없이 나가더니 어느 날 월급이라면서 빳빳한 만 원권 70장을 일련번호도 가지런히 봉투째 나에게 건네는데 전기에 감전된 듯 격한 감동을 받아 나는 눈물만 흘리고 서 있었습니다.

구경만으로도 흐뭇한 그 돈을 도저히 쓸 수가 없어서 며칠간을 문갑 위에 올려놓고 흐뭇함으로 배를 불리다가 보미에게 도로 주면서 통장에 넣어두라고 했습니다. 자식이 고생하며 밤새워 번 돈을 첫 월급이라고 내밀 때 자식 키워본 경험자는 알리라 생각합니다.

한 달간 피시방에서 일한 경험을 시작으로 사회 이곳저곳을 헤집고 다니면서 다양한 알바를 하였습니다. 갤러리아 명품관에서 판매직을 할 때는 유명연예인 누구누구를 보았다는 자랑을 하며 그네들의 쇼핑 습관을 체크하기도 했습니다.

어느 겨울방학 크리스마스 무렵에는 파리바게뜨 빵 공장에서 케이크 특수로 한 달간 야간 알바를 하면서 마음에 느낀 바를 이야기해주던 게 기억에 남습니다.

어린 나이에 이미 책임자의 자리에 오른 정직원이 미모와 재색을 겸비한 대학생 아르바이트생에게 갖는 열등감과 시기심 그리고 거침없이 행해지는 비뚤어진 심술.

자신이 그 반장과 같은 처지였더라면 어땠을까요? 가족의 생계를 책임지기 위해 생활전선에 나온 그녀의 처지와 달리 자신은 잠시 스쳐 가는 알바라는 생각에 그녀를 너그러이 용서하고 지나갈 수 있었다고 말하는 보미가 대견하였습니다.

젊은 날 사회 저변의 여러 경험을 해보고 건강한 사고를 할 수 있고 무엇보다 감사함을 마음에 품고 살아갈 수 있음에 나 또한 감사하였습니다.

2학년 여름방학인가요? 열대야로 잠 못 드는 무더운 어느 여름밤, 집 앞 개천가를 운동 삼아 둘이 걸으면서 나누었던 이야기들….

지나가는 유모차에 앉은 아기를 고개 돌려 오랫동안 바라보며 "엄마, 나도 아기 키우고 싶다"라고 말해서 나를 놀래킨 일, 남자친구 하나도 없는 여자대학생이 아기 키워보고 싶다는 말은 오랫동안 나를 생각에 잠기게 하였습니다.

생각해보면 보미는 엄마 배 속에서부터 아기 키우는 일을 태교로 배웠습니다. 신생아실에서 일하는 엄마 배 속에서 귀 기울여 요람에 누운 아가들과 혹은 세상에 너무 일찍 나와서 인큐베이터에 누워 있던 아가들과 대화를 나누었는지도 모릅니다.

소젖보다 엄마 젖이 더 맛나다는 이야기나 엄마 품에 안겨서 심장 소리를 자장가 삼아 잠드는 즐거움이나 엄마 배 속이 낙원이라는 이야기 등 아직 건너보지 않은 두 세계에 대한 비교고찰에 귀 기울여 듣고 있었는지도 모르겠습니다. 그때 난 깨달았지요. 이 아이가 나보다는 훨씬 좋은 엄마가 될 수 있겠구나, 하는 미래의 가능성을.

엄마 아버지를 포함한 내 조상들 모두의 유전인자를 받아 세상에 나오면서 인류는 점점 진화해 나가는 것이 아닌가요? 좀 더 좋은 엄마가 되고 좀 더 좋은 사회를 만들고 좀 더 나은 인류문명이 꽃피는 것이 아닌가요?

일본 어느 섬의 원숭이 한 마리가 모래가 묻은 고구마를 바닷물에 씻어서 먹기 시작하더니 다른 원숭이들도 그 행동을 따라서 하다가 어느 순간 임계치에 도달하자 원숭이들이 헤엄쳐서 건너갈 수 없는 거리에 있는 무인도의 원숭이들까지도 모래가 묻은 고구마를 바닷물에 씻어서 먹는 원숭이 사회의 공적인 진화가 일어났다고 합니다.

요즈음 대통령의 총리지명과 세간의 시끄러운 반응을 뉴스로 보며 이 사회 지도자에게 요구되는 바늘구멍처럼 촘촘해지는 잣대가 흐뭇해집니다.

자녀를 성공하는 사람으로 키우려면 어릴 때부터 올바른 역사 인식을 가진 부모의 올바른 교육이 자녀 성공의 초석이 된다고 생각합니다.

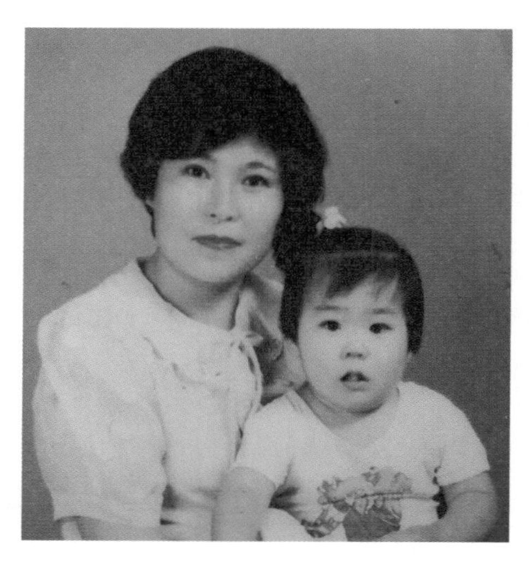

어린 시절의 딸 보미와

18 스티브 잡스의 죽음을 보며

미국의 스티브 잡스가 췌장암으로 세상을 떠나며 세계는 그의 죽음을 애도하는 이들의 물결로 넘치는 듯합니다. 현대사회에 한 획을 긋고 간 IT 천재의 삶에서 얻을 교훈이 무엇인가? 하는 호기심으로 그에 관한 책을 읽고 흔적을 훑어보았습니다.

스티브는 1955년 미혼모의 사생아로 태어났습니다. 대학원생이던 스티브의 생모는 보수적인 그의 아버지로부터 사윗감이 시리아인이라는 이유로 임신한 딸의 결혼을 반대해 할 수 없이 그의 생모는 아기를 출산 후 입양을 보내기로 합니다.

양부모가 대학 교육을 받은 사람이라야 한다고 고집하였기에 원래는 변호사에게 입양 가기로 되어 있었지만, 변호사 부부가 여아를 입양하는 바람에 그다음 대기자였던 농부에게 스티브를 보냅니다. 스티브에게 대학 교육을 꼭 시키겠다는 약속을 하게 하고 입양을 보냈습니다.

인생은 한순간 우연을 가장하여 꼬이는 법인가요?

성장한 이후 스티브는 어느 대학의 정치학 교수가 생부임을 알게 되었으나 생부를 인정하지 않고 평생 양부모를 부모로 알고 지냅니다.

스티브 잡스가 건강 악화로 세인의 주목을 받을 때 그의 생부가 스티브에게 만나기를 청하며 여러 차례 이메일을 보냈으나 단 한 번도 답장을 보내지 않았다고 합니다. 마지막 죽어갈 때 건강을 염려하며 보낸 생부의 이메일에 "땡큐" 단 한마디로 답장을 보내고 만나지는 않았다고 합니다. 생부를 용서하지 못한 것입니다.

죽을 때까지 자신을 버린 아버지를 결코 용서할 수 없었던 스티브 잡스의 상처받은 영혼을 생각해봅니다. 깊은 그의 분노와 스트레스, 용서할 수 없는 마음이 그의 몸과 마음을 갉아먹었을 것입니다.

대학 등록금이 가난한 양부의 평생 번 돈을 다 먹어 치운다고 생각하여 스티브는 6개월 만에 자퇴하고 대학에서 도강으로 1년 6개월을 버팁니다.

콜라병을 판 돈으로 끼니를 때우고 제대로 된 식사를 한 번 하기 위해서 먼 거리에 있는 선불교에 다녔다고 합니다. 미국이나 우리나라나 교육비가 가정경제를 몰락시키는 원흉임에 틀림없는가 봅니다. "정치인은 밥값하고 등록금은 반값 하라"는 구호가 절절하게 와닿습니다.

대학을 중퇴하고 남의 차고에서 한입 베어 먹은 사과를 로고로 하는 애플사를 창업했습니다. 자기보다 나이가 많은 천재 친구와 의기투합하여 회사를 만들어 키우면서 친구에게 사기를 친 이야기는 쓴

웃음이 나오게 합니다.

더구나 자기가 만든 회사에서 쫓겨나기도 하고 20대 초 여자 친구가 자신의 딸을 낳았으나 스스로 불임일 거라는 생각으로 딸로 인정하지 않고 평생 양육비도 주지 않으며 척지고 살다가, 친자확인 소송에서 패배한 뒤에야 미안한 마음이 들어서 리사라는 딸 이름을 단 컴퓨터를 출시하는 등 진짜로 괴팍하고도 잡스러운 마인드의 소유자였습니다.

젊은 날 사랑을 불태웠던 딸의 생모나 딸일지도 모른다 생각하고 가진 것을 나누고 행복하기로 마음먹었으면 훨씬 삶이 풍요로웠을 텐데 말입니다.

불꽃 같은 인생을 살던 그는 젊은 날 동양철학에 몰입하여 인도를 다녀온 적도 있고 비틀스와 히피 사상에 물들어 마약을 한 적도 있는 자유로운 영혼이었으나 평생을 상처받은 하이에나처럼 모순된 성격으로 공격적이며 인색한 인생을 살았습니다.

노블레스 오블리주의 존경받는 기업인의 모습은커녕 공포스러운 해고의 달인이었다고 합니다. 엘리베이터 안에서 만나는 직원에게 질문을 하고 대답이 시원찮다고 그 자리에서 해고시켜 버리는 공포의 대마왕이었다니 측은하기도 합니다.

간 이식을 하고 이미 췌장암이 깊어서 곧 죽을 몸이라는 것을 알면서도 삼성을 고소하는 비정한 기업인입니다. 삼성의 특허기술 없이는 스마트폰을 만들지도 못하고 삼성 때문에 IT업계의 신화가 된 그가 이제 삶을 정리하는 마당에서조차 인생의 덧없음과 부질없음을 깨닫지 못하고 영원히 살 것처럼 행동했습니다. 무엇이 그를 그렇게 몰아갔을까요?

그가 이룩한 업적은 엄청나지만 공감받지 못하는 그는 과연 행복한 인생을 살다 간 것일까요? 그를 위해 진심으로 울어주는 사람이 얼마나 될까요?

스티브 잡스는 56세를 불꽃 튀기듯 살다가 갔습니다. 동시대를 산 동갑내기 빌 게이츠는 아주 유복한 가정에서 태어나 하버드를 나온 수재입니다. 미국 제2의 부자인 그는 멜린다라는 미녀와 결혼하여 주식 투자전문가인 워런 버핏과 더불어 자선단체 기부자의 대열 1, 2위를 다투는 삶을 살고 있습니다.

두 천재의 삶을 비교해 보면서 무엇이 그들의 삶에 결정적인 영향을 미쳤나, 내 나름의 생각을 유추해봅니다. 태어날 때 뇌는 70퍼센트가 성장이 끝난 상태이며 말 배울 때까지 나머지 15퍼센트가 형성된다고 합니다.

청소년기에 자신의 본모습이 드러나는 것 같지만 물속에 잠긴 거대한 빙산의 일각이 드러날 뿐입니다. 즉 어린 시절 환경과 양육자의 태도에 의해 인성이 형성됩니다. 결정적 시기를 간과해서는 안 되는 것입니다.

오래전에 부모가 조산원에 버리고 간 아기를 한 달가량 돌본 적이 있었는데 갓 태어난 신생아이지만 버림받은 사실을 아는 듯 언제나 두 주먹을 꼭 쥐고 눈만 뜨면 울었습니다.

울면 우유병을 물리고 잠들면 빼고… 살은 제법 통통하게 쪘어도 아기 얼굴은 우는 인상으로 이마에 내 천(川) 자 주름이 깊이 새겨졌습니다. 시설로 가는 절차를 밟아 아기를 보내는 날, 마지막으로 아기 목욕을 내가 시켰는데 꽉 쥔 주먹을 억지로 펴보니 배 속에서부터 쥐고 나온 듯 양수와 태지가 고린내를 풍기며 손안이 하얗게 퉁퉁 불어 있었습니다.

스티브 잡스도 부모에게 버림받았다는 영혼의 깊은 상처를 승화시킬 수 없었을 것입니다.

그가 영혼의 멘토를 제대로 만나 상처를 어루만질 수 있었다면, 그가 좀 더 영적인 스승을 만났더라면 그의 상처는 별이 되지 않았을까요? 어느 순간 웰 다잉을 생각하지 않았을까요?

죽음은 삶이 만들어낸 최고의 발명품이라고 그가 말하였는데 그는 죽음의 그림자를 느끼면서 생의 이편저편을 기웃거리다 가족에게 마지막 남긴 유언이 "I'm sorry"였다고 합니다.

무엇이 후회 없이 사는 길일까요? 우리에게 주어진 생명은 유한합니다. 일회성입니다.

두벌자식을 볼 때가 되어서야 깨달은 인생의 지혜를 생명의 어린 싹을 키우는 산모와 아빠들에게 몇십 년 후 행복한 내 아이의 앞날을 내다보라고 말하고 싶습니다.

오늘 나비의 가벼운 날갯짓이 지구 반대편에서는 커다란 태풍이 될 수도 있기 때문입니다.

19 아기는 배 속의 일을 기억하고 있다

일본의 산부인과 의사 이케가와 아키라는 그의 저서에서 2~5세의 많은 아기들이 배 속의 일을 기억하고 있다고 말합니다.

여기저기 '임산부 출산교실'에서 태교 강의를 하던 시기에 임부들에게 필독서로 권하던 책 중 하나였던『아기는 뱃속의 일을 기억하고 있다』. 이 책의 저자는 분만실에서 자신이 받은 많은 아기들이 나중에 하는 말 중 부모들이 알고 있는 이야기는 물론 부모들도 모르는 이야기를 하는 아이들도 제법 있다는 생각에 자료를 모아서 책을 낸 것입니다. 가령 예를 들면 동생하고 나하고 둘이 나눈 이야기 중 "내가 먼저 갈게"라고 말했다는 등 인간으로 태어나기 전 아기들은 부모를 선택해서 온다는 것과 이번 생에 크게 해야 할 공부를 정하고 내려온다는 것입니다. 부부가 둘이 사랑했던 결과로 생명이 생기는 것이 아니라 그 이전에 한 생명이 나를 부모로 선택해서 빛의 통로를 타고 파견되어 내려온다는 것입니다.

배 속에 생명을 잉태했을 때 임부는 거의 신에 가까운 존재를 품고 있는 것입니다. '임신(妊娠)'이란 단어를 파자(破字)하면 '임맥선 상에 신의 임재하심'으로 풀 수 있습니다. 경외의 마음을 품고 생명을 대하며 태교가 필요한 확실한 이유인 것입니다.

생명이 과학이듯 태교 또한 과학입니다. 태교는 홀로 하는 것이 아닌 남편과 가족 모두가 새 생명을 축복하고 위해 주는 정성스러운 일상이지요.

조선시대 『태교신기』를 집필한 사주당 이씨는 유희 정승을 낳아 기른 지혜로운 여성이었습니다. 『태교신기』의 중요 내용 중 하나는 십 년 교육보다 배 속 열 달 정심함이 낫다고 태교의 중요성을 말하며 열 달 정심함보다 하룻밤 아비의 낳아주심이 더 중요하다고 정자 인테리어의 중요성을 말하고 있습니다.

손주인 우리 승호가 지난겨울 만 5세가 되었습니다. 얼마 전 말하기를 자기는 엄마 배 속에서 줄을 가지고 놀았었다고 합니다. 자기하고 똑같이 생긴 친구랑 배 속에서 함께 놀았다고 말하는 것이 아닙니까? 친구의 이름은 하트라고 합니다.

실제로 승호는 쌍둥이였는데 그 쌍둥이 형제 태명이 하트였고 6개월쯤인가 하트는 심장이 멈추고 성장이 정지된 채 그냥 배 속에 머물러 있고, 승호는 만삭인 40주보다 조금 빠른 38주에 양수 파수가 되면서 골반 안에 가장 먼저 진입할 선진부인 머리보다 탯줄이 앞장서는 일명 제대탈출로 인하여 수축이 올 때마다 탯줄이 눌려서 산소공급이 막히므로 자칫 생명을 잃을 수도 있는 백척간두에 서서 007작전과도 같은 응급 제왕절개 수술로 세상에 태어났습니다.

세월이 지난 지금에도 그때를 생각하면 가슴을 쓸어내리며 무릎 꿇고 생명의 주인에게 감사하고, 서울대병원 전종관 교수님과 모든 의료진의 일사불란한 움직임에 감읍 감사합니다.

부모들이 하는 이야기를 듣고 무언가 시나리오가 작동했다고 생각할 수도 있겠지만 줄을 가지고 놀았다는 이야기에 무릎을 치지 않을 수 없습니다. 둘이 놀던 좁은 공간에서 어느 날 불러도 대답 없는 하트에게 의아해하며 조금 무섭고 이상했지만, 개구쟁이 승호는 널찍한 공간을 혼자 마음껏 줄넘기하며 놀았을 것이라고 상상을 해봅니다.

미아리고개에 살던 한 노산모의 아기를 왕진하여 가정분만으로 받아준 적이 있었는데 그 후 아기를 데리고 조리원에 와서 안부를 나누던 아주 똑똑하고 지적인 산모였습니다.

아기가 돌이 지나고 남편의 귀가가 늦던 어느 날 저녁 자신의 출산 동영상을 돌려보는데 자신의 무릎에 앉아서 함께 보던 딸아이가 자신이 세상에 태어나던 순간의 영상을 보며 굵은 눈물을 뚝뚝 흘리더라는 것이었습니다. 힘들었다고 아기가 말을 하며 “그때를 다 기억하고 있다는 게 맞나봐요” 하는 것입니다.

요즈음 가정 내의 아동학대가 빈번하게 매스컴을 장식하는 것을 보며 마음이 아픕니다. 우리가 다 잊고 살지만 돌이켜보면 우리도 다 보내심을 받고 세상에 온 것입니다.

잘해보겠다는 충성맹세를 하고서 내려온 한 작은 영적 존재였을 텐데 그걸 망각한 채 엉뚱한 길로 가고 있는 것이 아닐까, 하는 생각이 듭니다. 착상된 세포가 분열을 시작하기 이전 난자, 정자였을 때부터 우리가 품었던 처음 마음을 회복하길 바라봅니다.

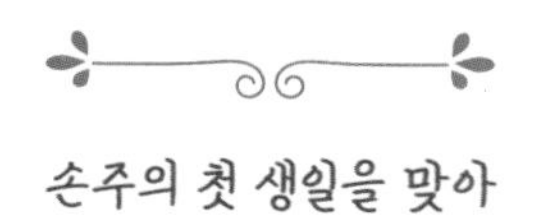

손주의 첫 생일을 맞아

- 유영희

사랑의 하나님이
우리 승호를 빚으실 때
고운 찰흙에다
셰프의 양념처럼
인물 한 스푼
재능 한 스푼
함박웃음 한 스푼
심장에는 빛나는 보석을 박아 놓으셨나 봅니다

승호가 위기를 넘어서
세상에 온 지 일 년
우리에게 큰 기쁨과 웃음을 주고
하나님 사랑의 현존을 보게 하시니

엎드려 감사할 따름입니다.

승호의 좌편 길에는 장수의 복을
우편 길에는 부귀를 허락하시며
그의 인생길이 늘 즐거운 길이요
첩경은 평강의 길이 되게 하옵소서

부모에게도 은혜를 베푸사
그리스도의 본을 보이는 가정되게 하시옵소서
서로를 축복하며 하나님 귀한 선물을
보석으로 아끼며 살아가는 가정되게 하시옵소서
젊을 때 창조주의 은혜를 깨닫는 자녀이게 하시옵소서

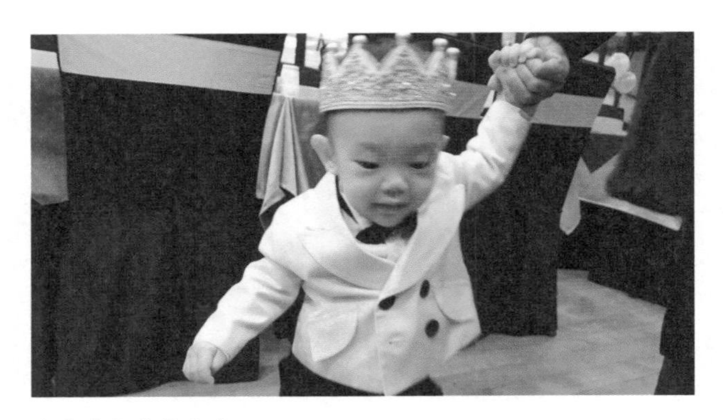

손자 승호의 돌잔치

20 여성의 골반

혹시 동네의 누렁이가 만삭이 된 채 뒤뚱거리고 걷는 것을 본 적이 있으신가요? 장차 새끼를 먹일 젖이 부풀어 걸을 때마다 좌우로 무겁게 흔들리는 것을 볼 수 있습니다.

만삭이 되어가면 사람도 아기에게 젖 먹일 준비로 유선이 발달하여 유방이 커집니다. 커진 유방은 자연스럽게 흔들려야 하는데 현실은 그렇지 못합니다. 브라로 고정시키고 직립보행을 하므로 일부러 유방 마사지를 해야만 합니다.

임산부들에게 하는 출산준비 교육 중에 모유수유를 위한 준비로 유방 기저부 마사지를 가르치고 있는데 많이 흔들어 주는 것이 유방 기저부 마사지의 포인트입니다. 유두를 중심으로 유방을 4등분했을 때 바깥쪽 위 4분의 1, 즉 겨드랑이 가까이에 문제가 가장 많이 생기는 것을 볼 수 있는데 유방암 발생빈도도 그 부위가 가장 높습니다.

우리 몸의 순환이 겨드랑이의 임파선에서 병목현상을 보이는 것입니다. 임신과 관계없이 모든 여성은 자기 몸을 지키기 위하여 평소

샤워 후에 유방 마사지를 해주며 꼼꼼히 살피고 생리가 끝난 뒤에는 더욱 꼼꼼하게 만져보고 살펴봐야 하겠습니다.

특히 겨드랑이 안쪽을 가볍게 두들기며 마사지를 해주는 것이 좋겠습니다. 금실 좋은 부부는 아내의 유방암을 처음 발견하는 이가 남편일 가능성이 큽니다. 여성 립스틱의 70%를 먹어 치우는 게 남성이라는데 아마도 그런 남편이 발견자일 가능성이 큽니다.

모든 포유류는 태어나면 눈도 못 뜨지만, 감각적으로 스스로 어미젖을 찾아 물고 젖을 먹습니다. 그러나 직립보행을 하는 고등동물인 인간만은 좁은 여성의 골반 때문에 1년 미성숙 상태의 새끼를 낳습니다. 먹여주고 돌봐주며 1년을 헌신적으로 기다려 줍니다. 돌 무렵이 되면 아장아장 걸어가서 먹을 것을 자기 입에다 넣을 줄 알지요.

갓 태어난 아기는 우는 것 외에는 할 줄 아는 게 없으니 기저귀도 갈아주고 젖을 먹이며 안고 트림을 시켜줍니다. 만물의 영장이라고 하는 인간이 배설물도 못 가리고 혼자 먹지도 못하는 의존적인 시기를 보내는 듯하나 사실은 돌봄을 받으며 젖을 먹여서 키우는 그 시기야말로 인간을 가장 인간답게 키우는 시기인 것입니다. 안아주고 눈맞추고 쓰다듬고 웃어주며 진저리치는 사랑을 받으며 자란 사람만이 인간다운 인간으로 자랄 수 있는 것입니다.

어느 학자가 인형 엄마를 두 개 만들어서 원숭이에게 실험을 하였습니다. 하나는 폭신한 털실로 만든 인형 엄마였고 또 하나는 철사로 만든 인형이지만 우유병을 가진 인형 엄마였습니다. 그러고는 새끼

원숭이의 행동을 지켜봅니다. 원숭이는 털실 인형 엄마에게서 종일 비비며 놀다가 배고플 때만 철사 인형 엄마에게 가서 우유를 먹고 다시 털실 인형에게로 돌아옵니다.

젖보다 더 필요하고 중요한 게 어쩌면 사랑일 수도 있습니다. 버려진 아이들을 키우는 시설에 가보면 침대에 누워서 안아달라고 팔을 휘젓는 눈물 나는 광경을 봅니다. 배고프지 않게 시간 맞춰 우유를 주지만 잘 자라지 않고 질병에 대한 이환율이 높은 걸 볼 수 있습니다.

모유수유는 배부르게 먹이는 것 외에도 안아주고 눈 맞추고 트림시키느라 토닥거리는 피부접촉이 있으므로 누워서 혼자 먹는 분유보다 행복한 인간으로 자라는 것입니다. 스킨십이야말로 인간의 성장과 생존에 주요한 영향을 끼치는 것입니다.

어른도 마찬가지일 것입니다. 어릴 때 충분한 사랑을 받지 못한 사람의 내면은 공허하여 아직 사랑을 갈구하는 자라지 못한 어린아이가 숨어 있습니다. 세 살 미만의 아이의 경험 중 가장 중요한 사랑받은 기억은 잠재의식 속에 새겨지는 것입니다. 두 사람이 결혼을 하여 한 몸을 이루었다고 하는 신혼의 침대 위에는 어쩌면 네 명이 누워 있는 것입니다. 나 자신과 나의 내면 아이 상대방과 상대방의 내면 아이 넷은 함께 살아가면서 부딪치고 시행착오를 거듭하게 될 것입니다.

한 인간의 성장 과정에서 인격을 형성하는 것은 무척 많은 변수가 있습니다. 그러나 첫 단추를 잘못 채우는 우를 범하는 어리석은 부모가 되지는 않기를 간절히 바라는 마음입니다.

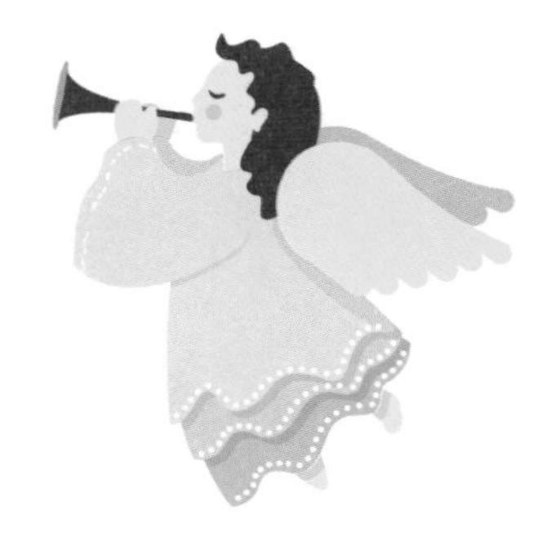

21 지도자로 키우는 아기 목욕법

아기 목욕을 시킬 때 부모는 아기의 온몸을 골고루 보고 만지므로 그 시간을 특별히 내 아가를 축복해주는 시간으로 삼으라고 권하고 싶습니다.

아기를 키우는 엄마의 말에는 대단한 힘이 있는데 엄마가 어떤 단어를 즐겨 사용하는가를 살펴보면 그 아이의 장래 성장의 방향이나 어휘력, 사고력, 언어사용 패턴까지도 가늠해 볼 수 있습니다. 말은 허공에 흩어지고 마는 것이 아니라 어딘가에서 뿌리내리고 열매 맺는다는 것을 생각하면 아가라는 순백의 모판에 사랑의 씨앗, 축복의 씨앗을 뿌려야 마땅합니다.

아기가 처음으로 입을 여는 첫마디가 대부분 엄마 혹은 맘마라는 점을 생각해보면 아기가 그 단어를 가장 많이 들었음을 알 수 있는데 대략 2만 번 이상 들은 말을 뱉어내기 시작합니다. 양동이에 똑똑 떨어지는 물이 양동이를 가득 채우고서 넘치는 것처럼 어떤 말이든 많이 듣고 나면 그 말을 하게 되므로 무슨 말을 많이 듣고 자랐는지가 중요합니다.

혼자 아기를 키우는 어떤 아빠가 아가에게 “아빠가 안아줄게”, “아빠가 맘마 줄게”, “아빠가 씻어줄게” 등등 아빠라는 주어를 늘 사용하였더니 그 아이의 첫마디는 ‘빠~’였다고 합니다.

엄마가 아가에게 자주 하는 말은 그 사명을 이루기까지 돌아오지 않는데 “이 빌어먹을 놈”이라는 욕설을 자주 듣고 자란 아이는 대학원을 나왔어도 마누라에게 빌어먹는 신세가 될 수 있음도 기억합시다.

아가는 엄마 아빠에게 사랑받았던 무수한 기억을 저장합니다. 품에 안고 진저리를 치면서 예뻐하던 행동을 저장하며 마치 거울에 비추듯이 부모의 마음을 비추며 스펀지처럼 흡수합니다. 말을 배우는 동안 두뇌가 급격하게 발달하여 일생을 두고 발달할 두뇌의 50%가 3세 이전에 발달한다고 하니 부모들의 양육 태도가 대단히 중요하다고 하겠습니다.

매일 책을 읽어주고 그림책을 보여주며 음악을 들려주고 충분히 많이 안아줍시다.

그리고 아기를 목욕시키면서 다음과 같이 축복해주기를 권합니다.

먼저 머리를 감기면서 “아들아, 이 머리에 지혜와 지식이 가득하거라”, 가슴을 씻길 때는 “마음이 따뜻한 사람이 되거라”라고 말해보세요.

내 아기를 시대의 지도자로 키우겠다고 그림을 한번 크게 그려봅시다.

배를 씻길 때는 "아들아, 오장육부가 튼튼한 사람이 되거라" 말하고, 등을 씻길 때는 "사람을 의지하지 말고 언제나 하늘을 의지하는 사람이 되거라" 하고, 엉덩이를 씻길 때는 "아들아, 항상 겸손의 자리에 앉거라" 하고, 사타구니를 씻어줄 때는 "이 성기를 통해서 세상에 나오는 너의 자손은 모두 성공한 자손이 되거라" 하며 미래의 자손까지도 축복합니다.

손발을 씻길 때는 "국가와 민족을 위하여 봉사하는 능력자의 손이 되거라" 하고 아기를 축복해줍니다. 반드시 말이 사명을 이루고야 말 것입니다.

전 세계에서 가장 아이큐 높은 민족이 한국인이라고 합니다. 유대인은 전 세계 70억 인구의 0.3%도 안 되는데 노벨상을 30% 가까이 타고, 2013년에는 수상자 8명 중 6명이 유대인이라니 참 놀라울 따름입니다. 정치, 경제, 학문 등등 '세계를 움직이는 유대인'이라는 말이 과하다 할 수 없으리만치 뛰어난데 그 이유로 어머니의 유아교육을 꼽을 수가 있겠습니다.

가장 아이큐 높은 한국인이니만큼 유아교육에 적극적인 투자와 계획이 수립되어야겠습니다. 한국 여성의 교육열과 적극성과 저돌성 등을 생각할 때 충분히 가능성 있는 미래라고 생각합니다. 자고로 열정 있고 수다스러운 엄마가 아기를 잘 키우는 법입니다.

–『엄마들』 잡지(2014년 9월호)

22 창백한 안색

가톨릭에서는 사람이 죽으면 육의 옷을 벗어버린 영혼이 천국행이냐, 지옥행이냐로 바로 나누어지는 것이 아닌 연옥이라는 중간층이 있다고 말합니다. 거기서 살아생전 공과(功過)를 계산하며 셈을 치르는 말하자면 연옥은 집행유예 기간을 보내는 구치소 내지는 먼지처럼 쌓인 죄를 털어내는 클린 룸이라고나 할까요.

살아있는 자손들이나 지인들이 죽은 이를 위한 연미사를 드려줌으로써 연옥생활을 빨리 마치고 천국에서 영원한 안식을 누릴 수 있다고 하는 굉장히 인간적이고 위로가 되는 교리입니다. 성경의 가르침대로 인간은 모두 원죄를 안고 태어나지만 이 세상을 살아가는 것 자체가 대죄를 짓지 아니하며 착하게 산다고 할지라도 풀숲을 지나며 발에 스치는 풀처럼 자신도 모르게 죄를 짓는다는 것입니다. 그런 의미에서 우리 모두는 집행유예를 선고받아 살고 있는 인생인 것입니다.

제가 가톨릭에 열심한 신자로 20여 년을 살았는데 인간의 죄 문제로 고뇌하던 젊은 날을 잠시 돌아봅니다. "진리가 너희를 자유롭게 하리라"는 성경 구절에 매료되어 영혼의 자유로움을 맛보고 싶은 순수한 욕망으로 가득하였습니다. 돌아보면 고뇌하고 방황하던 젊은 날들이야말로 내 인생에 있어서 보석처럼 빛나던 시간들이었습니다.

지금은 없어진 병원입니다만 비원 앞에 중앙병원 수술실 분만실에 근무하던 간호조산사였던 저는 제왕절개로 태어난 아기를 마중하는 일과 더불어 수술실에선 낙태수술이 늘 있었습니다. 그런 일을 생업으로 삼고 그 돈으로 먹고살고 있다는 사실이 너무나 비참한 생각이 들었습니다.

임신 3개월 이전에는 아직 태아가 형체가 없습니다. 피임에 정확한 지식이 없는 사람들이 가족계획의 일환으로 낙태를 결정하고 단지 핏덩이에 불과한 낙태수술 후의 처리물이 임신 지속 기간이 늘어나면 팔다리의 형체나 심지어 탁구공만 한 머리까지도 수술기구에 의해 해체된 모습으로 배출되기도 합니다.

만삭이 다 되어가는 아이는 일찍 태어나도록 유도하여서 아직 숨이 끊어지기도 전에 살아서 우는 아이를 컴컴하고 외진 구석방에 방치하여서 저체온과 굶주림으로 서서히 사망에 이르게 하는 모습을 보면서 도저히 인간이 할 짓이 아니라는 생각을 여러 번 하게 되었습니다.

가톨릭 어느 단체에서 낙태 문제를 위하여 병원과 함께 실험하였는데 임신 중인 여성의 자궁 내에 초소형 카메라를 설치하여 아이를 살피며 촬영하고, 또한 수술실에서 낙태 당하는 아이가 비명을 지르며 이리저리 몸을 피하는 영상을 촬영하였고, 그 아이의 발 모양을 실제 크기로 배지를 만들어 낙태 방지를 위하여 성당에서 나누어주기도 하였습니다. 낙태가 살인이라는 충격적인 메시지를 주려고 하였던 것이죠.

어느 날인가 만삭에 가까운 아이를 낙태시켜 처치실에 버려두었는데, 아주 미약한 소리로 울며 질기게 버티던 아기를 이제 죽었나 하며 퇴근하려던 레지던트가 보러 와서는 무표정한 얼굴로 물건 뒤집듯이 아기를 엎어 놓고 나가던 그 장면과 표정을 잊어버릴 수가 없습니다.

신혼에 자기도 곧 아빠가 될 처지라는 것을 아는 우리는 정말 경악하였습니다. 누구는 살 자격이 있고 누구는 없고, 대체 누가 정하는 것인가요. 보고만 있었던 우리는 모두 공범이며 살인자인 것입니다. 가슴을 치며 "내 탓이요, 내 탓이요, 내 큰 탓입니다"라고 미사 중 고백하는 가증스러움에 몸서리치며 괴로워했습니다.

어느 날 병원장과 가족들이 모두 가톨릭 신자임을 알고 이곳에서 더 이상 무고한 생명이 죽어가지 않도록 해달라는 기도를 하다가 간호부 전체가 매일 기도드리자는 생각을 하고 여러분의 동의를 얻어 기도문을 만들어 인쇄하여 돌렸습니다. 일과 시작 전에 한 번씩 읽고 근무를 시작하기를 권했는데 다행히 기독교 신자가 많았던 탓에 호응을 얻어 한동안 열심히 기도하였습니다.

그러던 어느 날 한 낙태수술 환자가 깨어나지를 못하고 사경을 헤매는 사건이 벌어졌습니다. 혈압이 계속 떨어지고 창색(倉色)한 안색에 의식도 없고 곧 위험한 일이 벌어질 것만 같은데 집도의인 원장의 큰아들인 산부인과 과장은 당황하여 허둥지둥 원내 방송으로 내과, 외과, 마취과 과장들을 수술실로 소집하였고 그분들 역시 원인 파악이 안 되어 수혈과 혈압 재는 일만 신경 쓰고 있었습니다.

그때 성령의 도우심인지 용기를 내어 내 의견을 말했습니다.

"과장님, 골반강 가장 깊은 곳에 피가 고여 있는지 천자를 한번 해보시는 게 어떨까요?"

이름하여 쿨도센테시스(culdocentesis). 1977년 그때는 초음파가 일상화되지 않아 배 속을 손바닥처럼 볼 수가 없었습니다. 만약에 피가 고여 있다면 자궁외임신으로 진단이 내려질 것이고 바로 개복 수술하여 출혈하고 있는 나팔관을 절제해야 함을 뜻합니다. 아주 드물게 자궁외임신과 자궁내임신이 겹치는 경우도 있을 수 있고, 자궁외임신이었으나 오진으로 낙태수술을 했을 수도 있는 것입니다.

천자 후 빛의 속도로 개복수술을 하였고 목숨을 건지고 살아서 그녀는 무사히 퇴원하였습니다. 그 후 월요일마다 전 직원이 모여서 조회하는 자리에서 원장님이 저를 자리에서 일어나게 하시더니 사람을 살렸다는 칭찬과 함께 90도 고개 숙여 감사 인사를 하시더군요.

그 후에도 저희는 쉬지 않고 기도하던 중 어느 월요일 조회 시간에 중대 발표가 있었는데 더 이상 병원에서 낙태수술을 시행하지 않는다는 것이었습니다. 생명이 위태로운 불완전 유산의 경우에만 치료목적으로 시술을 시행하고 그 외에는 낙태 전면 금지 병원으로 간다는 발표였습니다. 같이 기도하던 직원들은 모두 이 사건을 기억할 것입니다.

돌아보건대 우리는 영적인 존재이며 기도는 우리 삶에 씨앗을 뿌리는 행위입니다. 급한 건 급한 대로 응답이 오며 기다려야 할 것은 좀 더 기도하게 하시며 그분의 타임 스케줄에 맞춰서 때가 되면 응답이 올 것입니다.

가을에 추수할 것을 위하여 봄에 씨 뿌리는 농부처럼 우리는 살아있는 동안 기도의 씨앗을 쉬지 말고 뿌려야 하겠습니다.

태중 열 달이 태어난 후 백 년을 위함이듯이 살아서 백 년이 사후 천 년 아니 영원한 세계를 위한 것입니다.

23 이런 때 응급실에 가야 할까?

한밤중에 신생아를 안고 응급실로 가야 할지 말아야 할지 판단하기가 어려운데, 산후조리원에서 퇴실하여 집으로 가면 육아와 함께 어느 때 응급실로 가야 하는가로 당황하기 쉽습니다.

그 기준을 한번 생각해봅시다. 응급실로 오는 환자들은 루틴으로 필요한 모든 검사를 해서 그 결과를 윗년차에게 보고 하게끔 병원 응급실 시스템이 그렇게 되어 있습니다.

첫아기를 키우는 엄마들은 조금만 이상이 있어도 가슴이 덜컥 내려앉습니다. 이마가 뜨거워서 열을 재보니 체온이 38도입니다. 아, 열이 나는구나 하고 급히 대학병원 응급실로 뛰어가면 가능한 모든 검사와 덜컥 겁나는 이야기를 듣게 됩니다. 각종 검사를 다 한 뒤 별 이상이 없으니 퇴원하라는 소리를 들으면 부모는 고맙고도 허탈하기 짝이 없습니다.

조리원에서 퇴실하여 친정이 있는 지방으로 내려간 산모가 한밤중에 다급하게 전화를 걸어왔습니다. 아기가 열이 나서 택시를 타고 대학병원에 왔는데 뇌수막염 가능성 이야기와 뇌척수액을 뽑고 혈액배양 검사를 하자는 말에 검사하는 게 좋을지 거부하는 게 좋을지 모르겠다고 내 의견을 묻는 것이었습니다.

아기 검사가 얼마나 어려운지 대부분 모릅니다. 보호자는 밖에 나가 있으라고 하니 당연히 잘 모릅니다. 한 번에 목표한 혈관 혹은 척수액을 뽑을 포인트를 찾으면 재수 좋은 축에 듭니다.

대학병원에서는 인턴을 부를 때 3, 4월 인턴은 '신턴'이라고 부르며 12월에는 '말턴'이라고 부릅니다. 누구나 수련을 거쳐서 숙련된 의사가 되지요. 하지만 가능하면 우리 아기는 오전 9시 전문의가 진료를 시작하는 시간에 맞춰 병원에 가도록 합시다.

뇌척수액 검사를 한 후에는 아무리 울어도 아기를 세워서 안아줄 수 없는 고충도 있습니다. 가능하면 불필요한 검사를 줄이고 아기 고생을 덜 시키는 방법을 생각해봅시다.

38도를 넘지 않는 열은 연한 설탕물을 먹여서 탈수를 막고, 소변을 보게 하며, 머릿밑에 얼음주머니를 대주어서 머리에 열이 올라가지 않게 하고, 팔다리는 물수건으로 닦아주며, 한 시간마다 체온을 체크하며 오전 9시를 기다려봅시다.

열을 조절하는 중추가 아직 미숙하여서 아기는 아무 일 없다는 듯 오줌 한번 싸고 나면 열이 내려갈 수도 있고 면역체계를 확립하느라고 잠시 열과 투쟁을 하는 것일 수도 있으므로 조금만 아기를 지켜보도록 합시다.

체온이 1도 오를 때마다 면역력이 30% 증강된다고 합니다. 아이들은 늘 소독하고 깔끔떨며 키우는 편보다는 약간 방치하듯 키우는 편이 더 건강할 수도 있습니다.

「위생가설」이라는 유명한 학설이 있는데 남태평양 어느 섬 원주민들이 기생충 감염이 심해서 위생을 개선하니 기생충 감염은 없어졌지만, 천식 알레르기 현상이 두드러졌다는 것입니다. 동독과 서독의 어린이 대상 조사에서도 소득수준이 낮아 위생환경이 열악한 동독보다 쾌적한 환경의 서독 어린이들의 천식 아토피 발병률이 크게 높았습니다. 아토피 천식이 심한 아이 때문에 시골로 이사 간다는 이야기를 심심치 않게 듣는데 시골에서 좋은 공기 마시고 흙장난하면서 자라는 아이들이 건강하기 때문입니다.

싸우면서 큰다는 말은 우리 몸의 면역력에도 해당하는 말입니다. 너무 깨끗한 환경에서는 면역력이 성장할 여지가 없어지는 것이지요. 같은 세균이나 바이러스에 노출되어도 면역력이 있으면 지나가지만, 면역력이 없으면 질병에 이환될 수 있음을 생각하고 가벼운 열감기쯤은 스스로 이겨내도록 아이를 믿고 잠시만 지켜봅시다.

그러나 그러한 노력에도 아랑곳없이 1시간 간격으로 체크한 열이 세 번 이상 38.5도가 넘는다면 몸 어딘가에 염증이 진행되고 있다고 판단하고 응급실로 가는 것이 좋겠습니다.

두 번째는 아기가 너무 심하게 울 때 당황해서 응급실로 데려가는 경우입니다.

아기는 말을 할 줄 모르니 울음으로 의사 표현을 하는데 배가 고플 때도 울지만 대소변을 쌌을 때, 졸릴 때, 아플 때 울고 심심할 때도 안아달라고 울지요.

우는 양상도 그때그때 다릅니다. 아기가 울어서 달려가 보면 손발 허우적대며 안아달라며 웃는 아기도 있어요. 사람이 달려오도록 거짓말을 한 거라고 볼 수 있어요. 아기도 머리를 쓰지요. 첫 한 달은 아기의 울음을 분석하고 아기와 소통하고 교감하는 능력을 키우십시오. 그러면 육아가 훨씬 쉬워집니다.

그러나 우는 양상이 손발 오그라뜨리며 몸을 구부려 입 주위가 파래지도록 악을 쓰며 운다면 대개는 배가 아파서 우는 것일 수 있습니다. 이런 일이 밤중에 흔히 있습니다.

배 아픈 아기에게 '영아산통'이라는 의학용어가 있습니다. 영아산통은 모유아보다 인공영양아에게 많은데 분유에 있는 단백질이나 지방구는 모유보다 입자가 커서 소화하기 힘들어 가스가 차고 배가 아파 우는 경우라고 할 수 있습니다.

이럴 때는 아기를 세워 안되 엄마 가슴과 아기 배 사이에 핫팩을 끼워 배를 따뜻하게 해주며 등을 쓸어주며 도닥도닥 두드려 주다 보면 방귀를 뀌거나 트림하면서 가스가 빠지고 일순간 조용해지는 것을 볼 수 있습니다.

그러나 지속적으로 울면서 대변에 혹시 피가 섞여서 나오거든 응급상황이니 곧바로 응급실로 가야 합니다. 드물게 장 속으로 장이 끼어들어 장중첩증이 되었을 때 자지러지게 울어대며 이는 엑스선 촬영으로 진단이 가능합니다. 진단이 끝나면 응급으로 수술하게 될 것입니다.

세 번째는 놀랐을 때입니다.

우리 아이가 아기 때 설사로 며칠 입원 치료를 하였었는데 퇴원 후 집에 와서 사소한 일에도 심하게 놀라고 울어서 아주 애를 먹었는데, 여러 날 설사로 진이 빠지니 전해질 균형이 깨진 탓인지 안정을 찾지 못하고 자주 놀라고 심하게 울어서 고민 끝에 여기저기 물어 약국에서 기응환을 사다 먹이니 잠잠해진 경험도 있습니다.

환경변화에 예민한 아기는 자주 놀라고 웁니다. 조리원에 2, 3주 있다가 집으로 가면 예민한 아기들은 며칠간 환경에 적응하느라고 잘 안 먹거나 똥도 안 싸거나 잠을 안 자고 안고만 있으라고 울기도 하는데 어른도 잠자리 바뀌면 잠을 못 자거나 대변을 보지 못하는 것과 같다고 보시면 됩니다.

신생아가 응급실 가는 일은 다시 한번 생각해보기로 해요. 엄마는 아기에게 절대적인 존재인데 엄마의 불안이나 스트레스 혹은 평안함과 지극한 사랑까지도 아기에게 모두 전달되는 것을 기억합시다.

24 태아의 제대혈관

어느 저녁 딸아이가 아동간호 시험공부를 하다가 내게 문자를 보내왔습니다.

"엄마, 배 속의 태아는 탯줄혈관이 몇 개야?"

"A 2개, V 1개, 총 3개."

음악회의 감동에 젖어 있던 나는 간단히 답합니다.

이어서 온 문자.

"그런데 하트는 진료기록부에 동맥 1, 정맥 1이었네?"

하트는 태중에 하늘로 간 손주 승호의 쌍둥이 형제입니다.

예전에 병원에서 출산 시 받았던 진료기록부를 보관하였는데 공부하다 꺼내 보며 의아해서 물어본 것입니다. 3년 전 병원기록을 보관하고 이제 그걸 다시 꺼내 보다니….

세상에 태어나 보지도 못한 아이지만 어미는 그런 죽은 자식조차도 가슴에 품고 살아가게 되는가 봅니다. 기회가 되면 어미는 가슴에 품은 자식을 꺼내어서 바라봅니다.

딸아이 보미가 쌍둥이를 잉태한 후 6개월쯤 되었을 때 아무런 이유 없이 한 녀석이 잘못되었습니다. '왜 심장이 멈추었을까? 내가 무얼 잘못하였나?' 괴로워하며 슬픔 가운데 시간을 보내다가 만삭 무렵이 되어 보미는 진통 없이 갑자기 양수가 파수되면서 선진부인 머리보다 탯줄이 먼저 빠져나와 머리로 탯줄이 눌려서 혈액 공급이 차단된다면 남은 아이의 생명마저도 위태로워지기에 급히 응급수술을 하여 출산을 하였던 것입니다.

태아도 마음이 있어 활발히 서로 소통하며 사회생활을 합니다. 함께 놀던 옆자리 형제가 갑자기 침묵의 세계로 들어가 아무 반응이 없을 때 승호는 혼자 얼마나 무섭고 외로웠을까요? 배 속에 남겨진 승호를 생각하면 항상 마음이 짠합니다.

그 후 하나님 은혜로 승호는 무사히 엄마 품에 안겨서 젖을 빨며 무럭무럭 자랐습니다. 쌍둥이 형제인 하트는 심장이 멈춘 뒤 성장도 멈추고 자궁 내에서 퇴화하여 150g의 아주 작은 밀랍 인형 같은 모습으로 수술 시 적출되어 아빠에게 인계되었습니다.

그 후에 딸아이는 엄마가 물려준 산후조리원 원장직을 제대로 수행해보려는 생각으로 간호대에 입학하여 공부하다가 오늘 하트의 탯줄이 선천성 기형이었음을 알게 된 것입니다.

일반적으로 성인은 동맥에 신선혈 그리고 정맥에 가스가 많은 혈액이 흐르는데 태아는 그 반대입니다.

모체로부터 받은 신선혈로 순환을 한 뒤 산소포화도가 낮은 혈액을 두 개의 동맥혈관에 싣고서 태반에 갖다 버립니다. 모체의 태반에서 물질교환이 이루어지는 것입니다. 정상은 제대 동맥이 2개이어야 하는데 하트는 하나라는 것이었습니다.

단일 제대동맥은 쌍태아에서 자주 발견되며 염색체 이상으로 다른 선천성 기형을 동반할 가능성이 큽니다. 출생 이후 아무 이상이 발견되지 않는다면 물론 생존할 가능성도 크지만, 하트가 거기까지만 살아보고 하늘로 돌아간 이유를, 오늘에서야 다소 그 궁금증이 풀린 것입니다. 인생사 아는 만큼 보이는 법이라고, 그랬었구나 하며 끄덕이게 됩니다.

"하트야, 너는 엄마 배 속에서 6개월만 살아보고 하늘로 돌아오렴" 하고 생명을 주신 분의 지령을 받고 왔으리라 믿지만, 피를 나누며 한 몸을 이루었던 승호의 영혼 위에 하트 몫의 사랑과 축복이 늘 함께하기를 빌어봅니다.

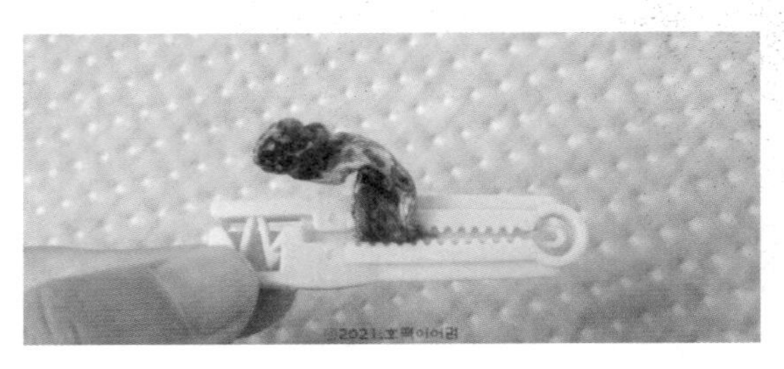

잘라낸 탯줄

25 레드오션 블루오션

얼마 전 우리 조산원에 초음파 기계를 한 대 마련했습니다.

초음파도 없이 진료했냐고 의아해하겠지만 70년대 조산사 수련은 초음파가 없던 시절이었기에 문진, 촉진, 시진, 청진을 총동원한 레오폴드 복부 촉진법(Leopold maneuver)으로 초음파보다 더 정확하게 산모와 태아의 상태를 살필 수 있었습니다. 그러나 산모에게도 태아에 대한 궁금증을 풀어줄 방안으로 비주얼이 필요하고 산후조리 후 집에 가는 산모의 상태도 살피고 현대 장비의 도움을 받는 일이 길게 볼 때는 나의 일에 날개를 다는 일 같아 무리해서 초음파를 장만하게 된 것입니다.

이제 초음파 실력을 향상시키기 위해 노력해야 하는데 마침 초음파 공부를 도와주러 서울에 온 김에 조카가 시간을 내어 조산원에 왔습니다. 산부인과 의사인 조카는 어린 딸과 바비인형처럼 생긴 어여쁜 아내가 있지요. 이런저런 이야기 끝에 둘째 아이 계획을 묻다가 첫 분만 때 회음부 절개를 너무 깊게 하여 한 달여를 힘들어하며 고

생했다는 소리를 합니다. 분만을 담당한 교수님이 절개를 3번이나 나누어 넣으면서 깊은 열상을 입은 모양입니다.

첫 분만 시 기억이 너무나 좋지 않아서, 혹은 회음부 통증이 진통보다 더 힘들었다고 토로하며 조산원을 찾게 된 이유를 간간이 듣게 되는데 여자의 회음부가 얼마나 예민한 부위인가요? 아기를 낳아보지 않은 남자들이 그걸 알 리가 없습니다. 더구나 회음부의 깊은 절개 자국이 사실은 여성의 불감증하고도 관계가 있습니다.

현대사회는 이런저런 각종 신드롬에 대하여 많이 들어보게 되는데 병원에는 'VIP신드롬'이라고 있습니다. 유명한 사람이나 아주 가까운 사람, 이른바 VIP들이 입원하면 잘해주려고 신경 쓰다가 오히려 나쁜 결과로 곤혹스러워하는 경우를 말하는데 나도 그런 경험을 한 적이 있습니다. 잘해주고 싶은 사람에게 오히려 본의 아니게 합병증이 나타나는 결과 말입니다.

조카며느리가 그런 경우였는지 깊은 회음절개와 질벽에 생긴 혈종으로 오랫동안 고생하였다고 합니다. 아기 몸무게가 3.1kg이었다고 하는데 남편이 산부인과 박사면 뭐하나요? 회음부 통증을 나누어 아파해줄 수도 없습니다.

조산사인 나는 회음절개나 회음열상 없이 자연 그대로 아기를 받습니다. 둘째 아이는 여기 조산원에 와서 낳고 조리하라고 권했습니다.

첫 진료를 받으러 오는 산모들에게 다니던 병원에서 검사기록지 복사본을 가져오라고 하면 조산원 이야기함과 동시에 담당 의사로부터 우려 섞인 소리를 들으며 불쾌하게 아예 반말지거리로 "왜 산에 가서 낳지?"라고 조롱당하는 경우도 있다고 합니다. 아기 낳다가 죽을 수도 있다고 겁을 주는가 하면 지금이 어느 시대인데 조산원이냐고 핀잔을 주고 아기 낳는 장본인의 선택이나 판단을 무시하며, 출산은 반드시 병원이어야 한다는 본인의 경직된 틀을 강권합니다.

나는 조산사로서 의사라는 직업에 열등감도 없을뿐더러 의사와 원수가 되는 입장에 서고 싶지 않습니다. 그토록 공부를 많이 해야만 하고 젊은 날 숨 쉴 틈 없이 보낸 긴긴 시간들을 알기에 현대사회의 지식인으로 전문가로서 의사라는 직업을 존경합니다. 그러나 '나하고 다름'이라는 이유로 함부로 남을 폄훼하며 타인의 선택을 무시하는 함량 미달의 인격만은 성토하고 싶습니다.

우리 어머니 세대들은 높은 병원 문턱 때문에 상대적으로 빈곤한 층이 조산원분만 혹은 가정분만을 하였다지만 요즈음 조산원을 선택하는 사람들은 고학력에 상류층의 준비된 선구자들입니다. 소중한 내 아기의 첫 호흡을 얼마나 안정적으로 평화롭게 지켜주는가가 인성 형성에 중요한 첫 단추라는 사실을 아는 이들입니다.

생명의 원천이 하늘에 있음을 고백한다면 생명을 만들어 세상에 내려놓는 모성이야말로 가장 신의 영역에 가까이 서는 창조의 주체로서 축복과 경배를 받아 마땅하며, 그 생명이 세상에 싹을 틔울 때 기다려 주며 자연스러운 분만을 하도록 도와주는 조산사야말로 진실한 하느님의 동역자가 아닌가요?

조산사라는 직업은 산모와 함께 밤새우는 일을 보통으로 여겨야 하는 고단함과 두 생명을 지킨다는 책임감, 긴장감 그리고 돈이 안 되는 극한직업입니다. 그래서 개업조산원이 극소수에 그치지만…. 하느님이 우리에게 주신 가장 자연스러운 방법으로 출산하겠다는 산모들과 그들을 돕는 파수꾼이라는 사명감으로 무장하고 생명 탄생의 현장에 서면 어느 틈에 생명의 경이로움에 감탄하며 나의 일이 자랑스러워집니다.

조산사가 임상에서 대접받지 못하므로 지원자가 줄어서 우리 터를 다 내어주고 그 역할이 너무나 축소되어 버렸지만, 산모 보호 체계가 잘되어 있는 나라일수록 조산사라야만 산모와 신생아를 돌볼 수 있다고 합니다. 개업조산원이란 돈이 좀 된다 싶으면 누구나 덤비는 레드오션이 아니라 아무나 쉽게 접근할 수 없는 정년이 없는 블루오션입니다.

자궁이 태아를 품고 열 달을 애무하며 세상에 새로운 생명을 내려놓도록 도와주듯이 세상의 모든 새 생명을 마음으로부터 품고 사랑을 키워가는 어머니의 자궁과 같은 조산사라는 나의 직업을 사랑합니다.

26 천재로 키워라

잠자는 아가의 눈을 가만히 들여다보면 감은 눈 밑으로 안구가 급히 움직이는 렘수면임을 알 수가 있습니다. 사람은 얕은 잠을 잘 때 흔히 꿈을 꾸게 되는데 아기가 자면서 얼굴을 찡그리고 우는 듯한 표정을 짓기도 하고 방긋 천사의 미소를 짓기도 하는데 '갓난아기도 꿈을 꾸나?' 하는 의문이 듭니다.

신생아도 꿈을 꾼다고 합니다. 잠자는 동안 사람은 꿈을 꾸면서 뇌가 활발히 움직여 저장된 나쁜 기억을 클린업 한다고 합니다. 가령 악몽을 꾼다고 해도 악몽 자체가 나쁜 것이 아니라 털어내고 정리해야 할 기억을 클린업 하며 스스로를 돕는 것입니다. 신생아가 무슨 털어낼 나쁜 기억이 있을까 생각하지만, 아기도 출산을 통하여 받은 스트레스 등 정리할 나쁜 기억이 있다고 합니다.

도인무몽(道人無夢)이라며 꿈을 꾸지 않는다고 말하는 사람도 자기가 꾼 꿈을 기억하지 못할 뿐입니다. 꿈은 무의식이 의식에게 보내는 편지일 수도 있습니다. 몇 번이나 같은 내용의 꿈을 꾼다면 알아차리지 못하는 주인에게 무의식이 반복해서 전보를 보내는 것이라고 보면 됩니다. 잠자는 동안 사람은 재생되며 에너지를 비축하는 것입니다.

그렇다면 신생아는 무슨 스트레스를 클린업 하는 것일까요? 놀랍게도 아가는 세상에 나오기 위해 좁은 터널을 빠져나오면서 받았던 출산의 충격을 스스로 정리하며 지우는 중이라고 합니다.

제왕절개 수술을 한다 해도 태아 역시 무진장한 스트레스를 받습니다. 출산의 고통과 태중에서 엄마와 함께 공유했던 스트레스도 역시 정리해야 할 무엇입니다.

한 달 이내의 아기를 신생아라고 부르는데 아가는 먹고 싸고 우는 일 외에는 대부분이 잠자는 시간이죠. 그러다가 점차 깨어 있는 시간이 늘어나고 태어난 지 3주 정도 되면 급성장기를 맞이하게 됩니다.

아, 쉼 없이 먹고 싸고 또 먹고 또 싸고…, 그리고 방금 토하고 또 먹으려고 드니 엄마들은 젖이 부족한 게 아닌가? 하고 당황하게 되지요. 그러나 아기는 폭풍 성장하는 급성장기이므로 정상적인 과정이라고 할 수 있습니다. 성장한 아기는 잠자는 시간이 확연히 줄어들고 안아주고 놀아줘야 하는 시간이 늘어난 것인데, 이때 오감을 자극하는 육아로 내 아기를 천재로 키워봅시다. 가계도를 연구하는 사람들의 글을 보면 명문가의 집안에서 성공하는 자손이 많이 나오고 범법자의 혈통에서 범법자가 많이 나온다는 통계를 볼 수 있습니다.

좋은 부모 밑에서 자라면서 받은 가정교육이나 어머니의 헌신적인 육아야말로 한 인간의 행복한 추억과 더불어 가문의 융성을 기약할 수 있는 지름길입니다.

태중에서나 태어나서나 시각적, 촉각적, 청각적, 미각적, 후각적이 모든 자극이 아기 두뇌를 발달시킵니다. 아무런 자극 없는 조용한 공간 하얗게 회칠한 방에서 말 걸어주는 사람 없이 시간 맞춰 우유만 주며 아기를 키우는 환경이 아기에게는 가장 가혹한 환경이라고 할 수 있겠습니다.

천재 육아법 제1번은 청각 자극입니다.

아기는 잠자고 있지만 렘수면 상태이므로 책을 매일 읽어주는 것이 좋은데 배 속에서 읽어주던 동화책도 좋고 아빠의 노래도 좋고 성경책을 읽어주는 것도 좋습니다.

근데 말은 쉬운데 아기를 키워본 사람은 알아요. 그게 얼마나 힘든 미션인지. 작심 3일 되기가 십상입니다. 그래서 팁을 드리자면 한 번 날을 잡아 책 한 권을 녹음해서 매일 조금씩 틀어주라고 권하고 싶습니다.

무슨 책을 녹음해? 녹음된 것을 사고 말지, 할 수도 있지요. 그러나 엄마의 다정한 목소리로 마치 이야기하듯 녹음해서 들려주세요. 클래식 음악을 바탕에 깔면 더 좋겠습니다.

내 아이를 솔로몬처럼 지혜로운 아이로 키우고 싶다면 잠언을 녹음하세요.

하루에 한 장씩 읽어주라고 잠언은 31장까지 있습니다. 종일 되풀

이해서 들려오는 녹음기 소리는 아무런 자극이 되지 않을 수도 있으므로 한 번에 10분 정도 엄마 목소리로 이야기하듯 반복해서 들려준다면 그 아이는 배우지 않아도 이미 어머니의 교훈으로 왕의 처세술을 저절로 익힌 아이로 자랄 것입니다.

두 번째로 시각을 자극하는 육아법은 아기의 방을 장식함입니다. 깨끗한 벽보다는 여러 가지 그림과 사진을 많이 이용하여 언제나 볼 것이 많은 방으로 장식하세요.

잠자다가 눈뜨면 시선이 가는 천장에는 야광의 달과 별을 붙여 우주 천체를 보게 하세요. 빛나는 달과 별을 바라보며 무한한 상상의 세계로 들어갈 것입니다.

저의 '출산준비교실' 수업을 듣던 어떤 산모가 태교명상을 하며 우주천체를 상상하면서 가장 좋은 기운을 아가에게 끌어다 준다고 심법을 걸고 명상수련을 반복하였더니 아기가 자라면서 우주과학에 관심이 많아 한글도 아직 못 읽는 어린 아기가 어려운 천체과학책만 좋아하더라고 하더군요. 한사코 많은 책 중에 천체과학책만 읽어달라고 운다고 저한테 편지를 보냈습니다. 태중 열 달이 가장 엄마의 영향력을 행사할 수 있는 시간입니다.

그러나 이미 태어났다면 지금부터라도 늦지 않았습니다. 엄마나 아가의 옷도 무채색 옷보다는 언제나 컬러풀한 옷으로 심미안을 키워주세요.

세 번째로는 촉각을 적극 활용하세요. 조산아에게 행해지는 캥거루 케어는 인큐베이터에 있는 미숙아에게만 필요한 것은 아닙니다. 눈 맞추고 안아줄 때 두뇌가 발달하며 질병에 대한 면역력을 얻습니다. 또한 아기의 피부는 제2의 뇌입니다. 인간은 여성의 골반구조 때문에 누구나 1년 미숙아로 태어납니다. 모든 포유류는 태어난 즉시 자기 발로 걸어가서 젖을 찾아 입에 물지만, 인간은 어미가 젖을 물려주어야 빨아먹으며 생후 1년쯤 지나야 자기 발로 기어가고 걸어가서 먹을 것을 입에 넣을 줄 압니다. 태어나서 돌봄을 받는 첫 1년이야말로 인간을 가장 인간답게 성장시키는 시간인 것입니다.

많이 안아주고 두드려 주며 엄마의 심장소리를 들려주세요. 엄마의 얼굴이야말로 움직이는 가장 훌륭한 첫 번째 흑백 모빌 장난감이며 엄마의 심장 고동소리야말로 최상의 왈츠 리듬인 것입니다.

네 번째는 미각입니다. 분유는 13퍼센트 일정한 조유 농도로 사계절 줄 수 있다면, 엄마의 젖은 무얼 먹었는가에 따라서 또는 계절에 따라 미묘하게 젖 맛이 달라집니다.

엄마가 커피를 마시고 젖을 먹인다면 아가는 잠을 안 잘수도 있고 술을 마신 후 젖을 주면 알코올이 아기에게 흘러갑니다. 여름이면 훨씬 수분이 많은 젖이 나오며 조산아에게는 칼로리가 높은 젖이 나옵니다.

임신 중인 임부가 알코올 중독자라면 알코올에 늘 노출되던 아기는 출산 후 금단현상에 시달리게 됩니다. 배 속에 있을 때는 태반에서 1차 걸러주지만 출산 후 마시는 알코올은 바로 모유에 영향을 미치게 됩니다.

즉 엄마가 먹었던 음식을 아기는 간접적으로 맛보며 자라므로 모유아는 인공영양아에 비해 미각이 발달하며 편식을 덜하게 됩니다.

제가 일하는 산후조리원의 어느 산모가 젖을 잘 먹던 자신의 아기가 웬일인지 며칠째 유방에서 보채고 투정을 부리는데 이유를 모르겠다고 하소연합니다.

젖 맛이 달라진 걸 아기가 알아차리는 것이지요. 엄마가 무엇을 먹었는지? 젖 맛이 달라진 이유를 잘 생각해보라고 하였습니다.

조리원에서 주는 음식만 먹고 다른 것을 섭취하지 않았다고 대답하더니 곰곰 생각 끝에 며칠 전 병원에서 처방받아온 약이 생각나서 아기 소변 기저귀를 냄새 맡아보니 약 냄새가 난다고 말합니다. 그러고는 약을 먹어도 젖 맛이 달라지나요? 하고 묻습니다. 바로 그거라고 하니 병원에 전화해서 설명하니 엄마의 회음부 염증 상태가 심하진 않으니 약을 끊어도 된다고 하더랍니다.

그날은 약을 끊고 물을 많이 마셔서 배설을 돕고 다음 날부터 젖을 먹이니 전처럼 아기가 순하게 젖을 먹은 경험도 있었습니다. 술, 약, 커피 등 금기시되는 모든 것은 적어도 섭취 후 두 시간이 지나야 반감기를 거치므로 생일이나 결혼기념일 등 할 수 없이 술 한잔을 하게 되면 적어도 두 시간 지나서야 젖을 먹이고 그 안에는 젖을 유축해서 버리십시오.

후각 역시 아가들은 엄마 냄새에 민감하며 엄마 냄새를 맡을 때

안정감을 찾게 됩니다. 엄마의 젖을 묻힌 솜과 다른 산모의 젖을 묻힌 솜을 아기의 머리 양쪽에 두었을 때 아가는 엄마의 젖 냄새가 나는 쪽으로 고개를 돌린다는 실험을 통해서 엄마의 젖 냄새를 구별할 수 있다는 것을 알 수가 있습니다. 엄마 냄새는 아기에게 안정감을 주고 정서적으로 안정된 아기로 무럭무럭 자라게 합니다.

산후조리원에서 아기를 두고 엄마가 응급실에 간 경우가 있었는데, 쉴 사이 없이 아기가 심하게 몇 시간을 계속 울어서 아기를 안고 병원에 엄마한테 데려갔더니 엄마 품에 안기자마자 울음을 그치고 편안히 잠드는 모습을 보았습니다.

영아원 같은 시설에서 자라는 아이들은 충분히 먹을 것을 주어도 잘 자라지 않고 질병 이환율이 높습니다.

누군가가 오면 침상에 누운 채 팔 벌리고 안아달라고 난리법석 떠는 아이들을 생각해보세요. 사랑에 대한 목마름인 것입니다. 엄마는 영원한 사랑이며 향수임을 명심하시기 바랍니다.

–『엄마들』 잡지(2014년 8월호)

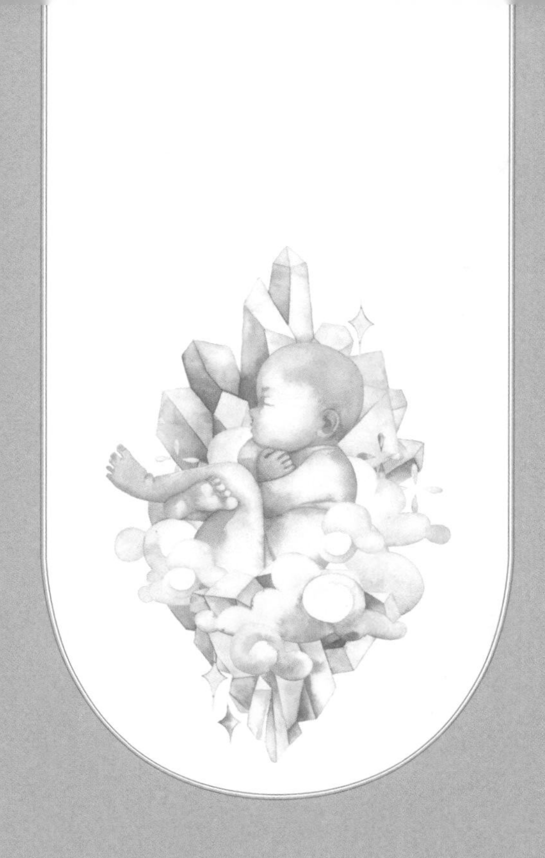

Part 2

메디컬 에세이(2)

01 남편들에게 고함

"선생님, 아내가 며칠째 밥도 안 먹고 울기만 해요. 제 전화도 안 받는데 선생님이 전화 좀 한번 해보실래요?"

다급한 목소리로 전화를 걸어온 사람이 있었습니다. 가정분만 상담을 마친 나의 클라이언트이며 곧 태어날 아기를 기다리는 아기 아빠입니다.

무슨 일이 있었느냐는 나의 질문에 그는 아내랑 사소한 말다툼을 하였는데 몹시 우울해하며 밥도 안 먹고 울기만 한다는 것이었습니다. 비슷한 내용의 이야기를 얼마 전에도 그 아내에게 들었는데 평소 같으면 자신이 분명 그냥 흘려 넘길 이야기인데 그날은 왠지 너무나 마음이 상해서 한밤중에 몇 시간 동안이나 밖에서 혼자 방황하였다는 것이었습니다.

임신을 하면 호르몬의 불균형으로 많은 임부가 사소한 일에 감정이 격해지고 눈물이 쏟아진다고 말합니다. 조증과 울증이 반복적으로 교차하기도 합니다.

태교를 한다고 하면 모두 아내의 몫으로 생각하는 부부가 많은데 아빠의 몫은 무엇일까요? 물론 좋은 태내 환경을 만들어주는 것은 분명 엄마의 몫입니다.

그렇다면 엄마에게 기분 좋은 환경을 만들어주기 위해서는 어떻게 해야 할까요? 남편이나 가족들 혹은 직장에 다닌다면 직장 동료들이, 이 사회 전체가 임산부를 배려해 주어야 합니다. 동료의 임신으로 내게 작은 불이익이라도 돌아올까 봐 마음으로 눈 흘기며 바라보는 직장에서는 임부의 올바른 태교는 이미 물 건너간 것입니다.

아기를 낳고서도 기간제에서 잘릴까 봐 출산 다음 날 학교에 출근하는 교사를 안쓰럽게 바라보며 마음이 아팠던 기억도 있습니다.

사실 그런 사회에 살고 있음을 우리는 부끄러워해야 합니다. 아이 하나 키우는데 온 동네가 다 필요하다는 말이 있지만 태어나기 전부터 그러합니다.

영국 의학계의 연구에 의하면 산모의 고혈압이나 당뇨 등으로 인한 나쁜 영향이 1이라고 한다면 부부싸움을 일삼는 상태의 악영향은 6 정도 된다고 하는 보고도 있을 정도입니다.

임부가 속상하면 자궁의 혈류가 줄어들고 자궁수축이 일어나서 딱딱하게 솟아오른 배를 흔히 봅니다. 험한 주위 소식을 듣거나 TV 뉴스를 보는 것만으로도 자궁이 먼저 반응하는 것을 봅니다.

일찍이 태교의 선진국이던 우리의 선조들은 임부에게 정서적 안정을 꾀하는 것을 무척 중요시하였습니다.

고려시대의 정몽주의 어머니가 지은 『태중훈문』이나 조선시대 사주당 이씨의 『태교신기』나 율곡의 어머니 신사임당도 7남매를 잉태 중에 극히 몸가짐 마음가짐을 조심하며 태교에 힘쓴 것을 알 수 있으며, 구전으로 내려오는 남도 지방 태교의 7가지 도를 '칠태도'라고 하여 신분이 높은 집안일수록 반드시 지킬 태교의 덕목으로 여겼습니다. 이 모두는 임부와 태아의 안전을 위한 지침이며 태아를 인격적으로 대하는 선조들의 지혜란 것을 알 수가 있습니다.

세상의 모든 예비 아빠들이여! 자기 아이를 훌륭하게 길러내고 싶다면 태교에 관하여 결코 방관자가 되어서는 안 됩니다.

부부싸움의 원인이 물론 남편에게 있는 것만은 아닐 수도 있지만, 그러나 아내는 지금 '특별한 시기'라는 사실을 잊지 마십시오. 화를 내고 큰소리가 나오기 이전에 호흡을 한번 길게 하시기 바랍니다.

태어날 아이가 아빠의 목소리에 귀 기울여 듣고 있음을 상기하십시오. 태아가 놀라면 배 속에서 찔끔거리고 태변을 싸게 됩니다. 순조롭게 자연분만을 한 경우인데 양수가 탁하고 검정색 연탄물처럼 된 경우를 보며 임신 중 스트레스가 많았음을 짐작하게 되는 경우도 있었습니다.

부부싸움이라도 하면 태아가 기가 죽어서 미동도 하지 않고 숨죽이며 지내는 것을 볼 수 있습니다. 얼마나 가여운 일입니까? 임신중기 태동이 시작된 아기는 기억을 저장하는 능력이 발달되어 엄마 아빠가 한 이야기나 밖에서 들려오는 모든 자극을 저장합니다.

출근 전 혹은 퇴근 후 태아에게 말을 걸어주고, 쓰다듬어 어루만지며 마음을 내어 노래라도 불러주십시오. 저음의 아빠 목소리는 소프라노의 엄마 목소리보다 양수를 더 잘 통과하며 아가는 아빠를 통해서 사회를 배웁니다. 아빠가 일정한 시간에 배를 쓰다듬어 주고 다정하게 말 걸어주면 아기는 배 속에서 그 시간을 기다립니다.

아내가 먹고 싶은 것은 없는지, 낮에 전화라도 걸어서 물어보세요. 아내는 먹고 싶은 것이 없더라도 기분이 좋아질 것입니다. 아이랑 종일 어떻게 지냈는지 물어보세요. 아내는 시시콜콜히 대답하며 즐거워할 것입니다.

설거지나 청소기 정도는 기꺼이 돌려주십시오. "몸이 무거워져서 힘들지?"라며 진심에서 우러나오는 아빠의 사랑을 보여주십시오. 엄마가 행복하고 정서적으로 안정될 때 태아도 건강하고 행복한 아이로 태어납니다.

조리원에 오는 아기 중에 잘 웃는 엄마의 아기는 역시 잘 웃는 것을 봅니다. 심각한 표정을 짓는 아기는 엄마 역시 늘 심각한 표정입니다. 엄마가 불면증으로 밤에 잘 안 자고 게임을 즐기며 밤새우기를 자주 했다면 신생아들 역시 밤에 안 자고 놀아달라고 보챌 것입니다.

태교의 기본은 부부 사랑의 확인이며 일상생활에 들이는 정성과 노력입니다. 가장 중요한 초기 기억은 잠재의식 속에 저장되며 삶의 초기 단계가 행복하다면 내 아이의 인생이 결코 흔들리지 않는 든든한 피라미드의 밑변이 될 것입니다.

02 임신말기 순산을 위하여

수정란이 자궁에 안착하고 나면 20일 정도 후에 태아는 심박동이 생깁니다. 사실 임신인지 아닌지 본인도 모를 때 가장 먼저 심장이 뛰기 시작하는 겁니다.

임신초기의 열감이나 피로감을 '감기인가?' 생각하면서 약을 생각 없이 먹을 수가 있는데 주의하셔야 합니다.

태아는 첫 3개월 안에 심장과 중추신경계가 형성되는데 건축물로 치면 주요 골조 공사가 끝나는 셈이 됩니다. 모든 혈액이 왕성하게 자궁에 몰려서 수정란의 세포분열을 돕습니다.

만일 무언가를 잘못 먹는다면 기형이 생길 가능성도 있습니다. 입덧이 생긴다는 것은 임신초기에 아무거나 함부로 먹지 말라는 새 생명의 방어기전이라고 보시면 됩니다. 기막힌 창조의 섭리가 아닐 수 없습니다.

우리가 음식을 배불리 먹고 나면 식곤증을 느끼지요? 밥 먹고 난 뒤의 졸린 현상은 일시적인 뇌빈혈 상태인 것입니다.

임신초기에 자궁에 혈액이 모여서 아기를 만들어야 할 시점에 음식을 배불리 먹어서 온몸의 피가 위로 몰리는 일은 생명 창조의 효율성 면에서 떨어집니다. 특히나 입덧은 임신에 대한 거부감이나 스트레스를 많이 받을 때 심해집니다. 임신을 기쁘게 생각하고 긍정적으로 받아들인다면 입덧은 완화되며 금세 지나가게 됩니다.

아침에 잠에서 깨어나면 움직이기 전에 크래커나 초콜릿 등 마른 탄수화물을 조금 공급해 주세요. 일어나서 움직일 때 입덧이 한결 가벼워집니다. 빈속일 때 입덧이 더 심해지니 탄수화물을 조금씩 자주 섭취하십시오.

그러면 임신말기 순산을 위하여서는 무얼 먹어야 하나요?

우선 임신 전 기간을 통하여 몸무게가 10~12kg 이상 늘지 않았다면 일단 당신은 성공한 것입니다. 열심히 운동하고 칼로리 높은 음식을 피하며 영양의 균형을 꾀한 식사를 하였다는 증거이므로.

피자나 햄버거, 케이크 등은 열량이 너무 높습니다. 게다가 수입밀가루를 이용하여 만들었기에 거의 독이라고 할 수 있지요.

밀가루를 수입할 때 밀가루 실은 배가 태평양을 건널 때 배 밑의 온도가 80도를 육박할 만큼 덥기 때문에 산화방지제, 제초제 등등을 듬뿍 뿌릴 수밖에 없다는 것입니다. 아기를 위하여 피자뿐 아니라 과자, 라면, 빵, 케이크 등의 밀가루 음식을 즐겨 먹지 마십시오.

정 먹고 싶거든, 먹고 싶어서 오히려 그것이 스트레스가 된다면 아주 조금만 드시길 바라고 우리 밀을 이용한 제품을 드시길 바랍니다.

그런 당신이 임신말기에 부석부석~ 부어오른다면 하지 부종은 더운 날씨 탓이나 하체의 무게로 인한 과부하로 여겨져 용서할 수 있지만 얼굴과 손발이 붓고 손가락에 낀 반지가 안 빠진다면 이는 용서할 수 없는 부종입니다.

임신말기의 부종은 대부분 단백질 부족일 가능성이 큽니다. 우선 혈압 체크를 해보고 소변으로 단백이 빠져나가는지 소변검사를 해봐야 합니다.

고혈압, 단백뇨와 함께 부종이 있는 경우 임신중독증으로 아기가 잘 자라지 못하거나 어쩌면 임신을 종료해야 할 경우가 생길 수도 있습니다. 임신 전 혈압수치도 꼭 기억하고 현재의 혈압수치도 기억해서 기록을 해두세요.

그리고 순산을 대비해 힘을 비축하기 위해서 고단백 식사를 조금씩 자주 하시기 바랍니다. 세포를 구성하는 것은 단백질이므로 아기가 잘 자라도록 씨눈이 살아 있는 오곡과 현미밥을 지어 먹고 콩을 갈아 두유를 마시며 푸른 잎 채소와 등 푸른 생선을 자주 먹고 호두나 잣, 땅콩 등의 견과류도 조금씩 매일 먹습니다.

임신이나 출산 후 산모에게 처방되는 한방약에 주재료가 되는 당귀는 우리 식탁에 자주 오르는 쌈채이기도 합니다. 가까이 즐겨 먹는 야채가 때로는 보약인 것입니다.

어느 가정분만 산모의 경우 그 집 마당에 가득 심어진 당귀를 보았습니다. 손수 가꾼 채소를 임신기간 내내 즐겨 먹었다고 합니다.

다른 노력도 물론 있었겠지만, 그 산모는 아주 쉽게 아이를 잘 낳았고 태반이 만출된 후에도 출혈이 거의 한 방울도 없었으며 출산하고 난 자리가 그렇게 깨끗할 수가 없었습니다.

산후 미역국도 당귀를 삶은 물에다 끓였는데 저에게도 미역국에 밥을 차려줘서 먹을 기회가 있었는데 그 맛이 아주 각별하게 좋았습니다. 당귀나 천궁은 차로 우려서 늘 마시면 모든 여성에게 아주 좋습니다.

임신 마지막 석 달 열심히 태담하며 걷기 운동하고 고단백 식사와 천연 종합비타민을 챙겨 먹으면서 순산을 준비합시다. 무엇보다 중요한 것은 편안하고도 즐거운 마음으로 이 모든 것을 행할 것입니다.

–『엄마들』 잡지(2014년 12월호)

03 신생아 황달

신생아는 모든 기관이 다 미숙하지만, 특히 간 기능의 미숙으로 생리적인 황달이 옵니다. 누구나 오기에 '생리적 황달'이라 부릅니다. 생후 3~4일째 나타나기 시작하여서 7~8일을 고비로 서서히 하강 곡선을 긋고 사라집니다. 누구나 왔다가 누구나 지나가는 황달이지만 어떤 경우에 좀 더 심하게 오는지 알아보겠습니다.

첫째는 엄마 혈액형이 O형이고 아가는 A형 혹은 B형일 때 혈구가 많이 깨지므로 황달이 심하게 올 가능성이 있습니다.

두 번째는 조산아일 때 간 기능이 더 미숙하므로 심해지는 경우입니다.

세 번째는 난산이었을 경우 엄마만 피곤한 게 아닙니다. 아기는 좁은 통로를 빠져나올 때 엄마보다 10배 더 힘이 듭니다. 머리가 고깔콘처럼 길어지고 두혈종이 생기고 많이 지친 경우 황달이 심하게 올 것을 짐작하지요.

네 번째는 잘 먹지 않을 경우, 탈수가 오면 황달이 심해집니다. 혈중 빌리루빈이라는 색소 침착을 일으키는 물질은 장 점막을 통해서 재흡수가 일어나므로 대변이나 소변을 통해서 배출되는데, 즉 잘 먹어야 대소변을 많이 보고 황달이 쉽게 지나갑니다.

황달은 피검사를 해보고 빌리루빈 수치가 20이 가까우면 입원 치료를 합니다. 황달 수치와 태어난 일수를 같이 보는데 5일 미만인 아기가 15 정도라면 상승곡선에 있으므로 좀 더 심해질 것을 예상할 수가 있습니다.

황달 치료는 아기를 인큐베이터에 넣어 눈을 가리고 옷을 벗겨 광선을 쪼여 줍니다.

빌리루빈 수치가 만약 27이면 탯줄 혈관을 통해서 교환수혈을 고려합니다.

황달이 나타나는 순서는 이마부터 노래지기 시작하여 코, 얼굴 전체, 가슴, 배, 다리, 발바닥 순으로 내려갑니다. 사라질 때도 역시 이마부터 얼굴로 향해 내려가며 보~얀 아기 피부색을 되찾아 갑니다.

집 안에 햇볕이 들 때 아기에게 일광욕을 자주 시켜주세요. 황달을 이기는 데 좋습니다. 햇빛은 비타민 D 합성에도 좋습니다. 모유에 없는 영양소가 유일하게 비타민 D입니다. 해가 들 때 방 안을 따듯하게 하고 옷을 벗겨 눈만 가려주고 햇볕을 쬡니다.

신생아 광선치료의 효시도 영국의 신생아실 간호사가 창가에 햇빛 잘 드는 자리에 누인 아기들이 안쪽에 누인 아기들보다 황달이 가볍게 지나간다는 점에 착안하여서 인큐베이터 안에 아기를 넣고 광선을 쪼여주는 것으로 시작되었습니다.

아기 수유량은 몸무게 1kg당 150cc 정도입니다. 3kg 아기라면 하루 총량 450cc 이상 먹어 줘야 합니다.

황달 때문에 축 처지고 잠만 자며 힘없이 눈뜨고 바라볼 때 눈알까지 노래 보이면 가슴이 미어지다가 빠는 힘이 좋아지고 먹는 양이 늘면 '아~ 네가 스스로 황달을 이겨내는구나…' 하며 칭찬을 아끼지 말아야 하겠습니다.

다음은 생리적 황달이 아닌 '병리적 황달'입니다.

엄마 혈액형이 Rh-이고 아가는 +일 경우 태어나 3일 안에 아기가 단무지처럼 노래지는 것을 볼 수가 있습니다. 이는 핵황달로 치명적일 수 있어서 즉시 교환수혈을 합니다.

또 하나는 아기의 담도가 선천적으로 막히거나 좁아져 있는 경우 담즙이 원활하게 흐르지 않으므로 회백색의 변을 보면서 단무지로 변하는 것을 볼 수가 있습니다. 이런 경우도 응급으로 수술이 필요합니다. 좀 더 의료기술이 발달하면 정밀 초음파검사를 통해서 엄마 배 속에 있을 때 아예 수술까지 해서 건강하게 태어나게 하는 시대가 오겠지요?

세 번째는 '모유황달'입니다.

생리적 황달이 지나갈 시기이지만 아직 노랗게 황달이 남아 있는 경우를 볼 수 있는데 엄마 젖만 먹는 경우 모유에 포함된 호르몬 때문에 황달이 지속되는 경우를 볼 수 있습니다.

한 달 이상 황달이 지속되는 경우도 있고 거무스름하게 흑달이 되는 경우도 있는데 검사해 보면 수치는 별로 높지 않습니다. 별로 걱정할 사항은 아닙니다.

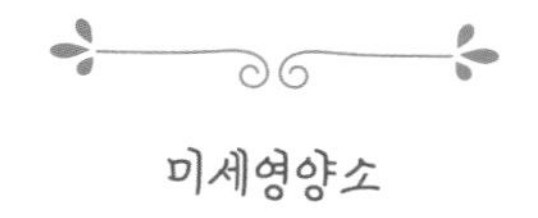

미세영양소

- 유영희

한 달여 지속되던 눈꺼풀이 떨리는 증세가
마그네슘 한 알로 떨림이 멈추었다.

미세한 영양소의 결핍이 인체에 이리도 큰 불편을 끼친다.
우리 영혼에 지대한 영향을 미치는 미세 영양소는 무엇일까.

사람과 사람 사이에 작지만 꼭 필요한 영양소
아픈 데를 긁어주고 필요를 채워줄 수 있는 영양소 같은 사람
사람 사이의 신뢰감과 온유함 아닐까.

인생살이 핵심은 관계 맺기이며
관계의 핵심은 신뢰감이며 온유함 아닐까 한다.

04 분만 환경

예전에 병원 분만실에 근무할 때 출산을 위해 오는 산모가 자기의 요구사항을 종이에 줄줄이 적어 온 것을 볼 때가 있었습니다. 참 당당하고 준비된 똑똑한 엄마라는 생각이 들었지요. 어디선가 배운 것을 실천하기 위해 나름대로 지혜를 짜낸 것이겠지요.

우리의 출산 환경을 한번 짚어보며 출산이라는 행복한 경험을 위해 생각을 모아봅시다.

*** 출산을 위해 입원하게 되면 다음과 같은 과정을 거칩니다**

1) 분만대기실에서 옷을 갈아입고 관장하고 제모하고 그 뒤에는 침대에 반듯이 누워서 태아 전자감시 장치를 배에 부착시킵니다. 링거나 촉진제를 꽂습니다.

2) 내진이란 명목으로 수시로 이불을 들춥니다. 실습하는 의사나 간호사의 경우 손가락 끝에는 눈이 달린 것이 아니라 경험을 통한 감각으로만 익혀야 하기에 의료인의 입장에서는 내진검사

를 수백 번 해보는 수밖에는 달리 방법이 없습니다.

3) 자궁구가 다 열리면 분만실로 옮깁니다. 일반 진료침대보다 수술대는 좀 더 높으며 분만자세는 누운 채 두 발을 벌리고 무릎을 구부려 침대에 묶습니다.

4) 먼지 하나도 감출 수 없는 무영등 불빛으로 회음부를 밝히고 분만실 간호사와 의사가 소독약으로 외음부를 닦습니다. 아기 머리가 들락날락하며 곧 출산할 것을 암시합니다.

5) 회음절개를 하고 아기가 나오기를 기다립니다. 시선이 회음부에 집중됩니다. 공포스러운 시간에 농담하는 사람 가끔 있습니다.

6) 분만이 끝나면 다시 대기실로 돌아와 2시간 정도 출혈 관찰한 후 입원실로 갑니다.

7) 아기는 바로 신생아실로 가서 손목, 발목 패치를 만들어줍니다.

8) 몸무게를 재고 키, 머리둘레, 가슴둘레 등을 잰 뒤 외형적인 기형 여부를 검사합니다.

9) 목욕을 시키고 출혈 예방을 위해 비타민 K1을 주사합니다. 눈에 안약을 넣어줍니다.

10) 6시간가량 금식시킨 후 포도당액을 우유병으로 한두 번 먹이고 난 뒤 분유 농도를 점차 올려 가며 먹입니다.

11) 아기 발뒤꿈치에서 피를 뽑아 검사합니다. 간염 백신을 주사합니다.

12) 엄마는 입원실에서 아기 면회시간을 기다렸다가 유리창을 통해서 아기를 봅니다. 2박 3일 후에 수술한 경우는 1주일 후에

퇴원합니다.

*** 이번에는 출생 당시 신생아의 입장에서 한번 살펴봅니다**

1) 세상에 나가기도 전에 손가락이 들어와서 내가 나갈 길을 헤집으며 검사합니다. 그것도 여러 명이 번갈아 가면서요….
2) 엄마 몸에 여러 장치가 달려 있으므로 엄마는 꼼짝없이 누워 있습니다. 그래서 나도 몸을 트는 것조차 불편합니다.
3) 진통 중인 엄마가 긴 호흡을 하면서 산소를 보내줘야 내가 스트레스를 덜 받을 텐데 엄마는 호흡의 중요성을 모른 채 긴장으로 몸이 굳어 있습니다. 나도 불안합니다.
4) 늘 듣던 우리 엄마 아빠의 목소리는 간데없고 낯선 사람들이 힘주라고 고함을 지릅니다. 엄마의 비명소리가 들립니다. 나는 엄마보다 열 배 더 힘든데요….
5) 자궁 안은 어스름한 빛뿐인데 고생고생하면서 세상에 나왔더니 너무 눈부셔서 아픕니다. 눈에 화롯불이 쏟아지는 듯합니다.
6) 배 속에서 늘 맡던 양수 냄새가 아니라 너무나 강한 소독약 냄새가 코를 찌릅니다.
7) 입 안에 무언가 들어오더니 강한 힘으로 빨아 당깁니다. 깜짝 놀랐습니다.
8) 배 속에서는 숨 쉬지 않아도 엄마가 알아서 산소를 보내주었는데 갑자기 뜨거운 공기가 폐로 밀고 들어옵니다. 고통스럽습니다. 그래서 울었습니다.

9) 배 속에서는 무중력상태로 있었는데 세상에 나오니 발목을 잡고 거꾸로 쳐들려져서 피가 머리로 솟구칩니다. 엉덩이까지 때립니다. 죽을 맛입니다. 이게 바로 생일빵인가요?

10) 폐호흡이 완성되기까지 기다려 주지도 않고 탯줄을 자르더니 울고 있는 나를 어디론가 데려갑니다.

11) 이리저리 검사하고 무게 달고 주사 놓고 손목에 이름표 달아주고 목욕시켜서 플라스틱 바구니에 담겨 외롭게 혼자 있습니다. 1초도 엄마랑 떨어져 본 적이 없어서 나는 엄마가 절실히 필요한데요… 엄마는 나를 버린 것일까요?

12) 어린이날 대공원에 갔다가 엄마 손을 놓쳐서 울며불며 미아보호소에서 엄마를 다시 찾을 때까지 너무나 불안감과 공포감이 크듯이, 지금이 나에겐 엄마 아빠가 가장 절실하게 필요한데 왜 모를까요?

13) 엄마라는 작자가 코빼기도 안 비치더니, 어느 날 "이 아기를 정말 내가 낳았어요? 꿈만 같아요"라고 말하며 낯설어합니다. 아, 세상에 믿을 사람 아무도 없구나….

*** 모아애착과 두뇌발달을 위하여 할 일**

모아애착은 부모의 아기에 대한 존재감을 강하게 하고 모성을 이끌어내는 것도 중요하지만, 아기의 성장발달에 직접적인 영향을 미칩니다. 모아애착에 근거한 뇌신경세포의 발달은 그 출발점이 탄생 직후 첫 24시간입니다.

오랫동안 진통을 하고 출산하고 나면 피곤해서 당장 잠이 들 것 같지만 실상은 모아애착의 본능으로 잠이 오지 않고 더욱 머릿속이 맑아지며 아기에 대한 집중도가 높아지는 것을 볼 수가 있습니다.

동물의 출산 장면을 보면 새끼를 위험으로부터 지키기 위해 사람이 접근하는 것을 싫어하며 새끼가 홀로서기까지 첫 하루를 혀로 핥아주며 젖을 물립니다. 큰 범위에서 바라볼 때 인간도 포유류의 범위를 넘지 못합니다. 신생아를 위해 어떤 마음이어야 할까요?

1) 아기의 불안감을 이해하고 보살펴줍니다. 아기의 세상 적응을 위하여 출산 후 첫 24시간이 가장 중요합니다. 모체에서 분리된 후 세상에 버려진 듯한 불안감은 잠재의식 속에 깊이 남아 있게 됩니다. 아이가 크고 난 뒤보다 신생아는 훨씬 큰 분리불안을 겪습니다.
2) 엄마 아빠의 행복에 찬 웃음과 환영받고 있음을 느낄 시간이 절대 필요합니다. 아가의 눈을 쳐다보며 애정 어린 말을 걸어 주세요.
3) 엄마의 심장 소리를 듣게 해주고 어둡게 해주어 태내환경과 비슷하게 해줍니다.
4) 좁은 공간에 있다 산도를 비벼대며 세상에 나왔기 때문에 신생아는 밀착감이 중요합니다. 꼭 싸주고 모체에 밀착시켜 스킨십을 나눕니다.
5) 아빠가 태교로 불러주던 노래를 불러주며 육아에 적극 참여하도록 합니다.

6) 원래 자기 것인 젖을 마음껏 빨게 해줍니다. 모유 속에는 아기에게 필요한 모든 것이 들어 있습니다. 기쁜 마음으로 행복한 만남이 되도록 철저하게 준비합시다.

*** 출산을 준비하며**

1) 가능하면 집이나 조산원에서 출산하세요. 안 되면 병원의 가족 분만실을 이용하세요. 내 집처럼 편안한 환경이 긴장으로 인한 불이익을 막아줍니다. 가정분만은 위에 열거한 모든 조건을 내가 주체가 되어서 완벽하게 할 수가 있습니다.
2) 출산을 남편과 함께하세요. 일생일대의 심오한 경험을 남편과 함께함이 마땅합니다. 출산 경험을 통한 끈끈한 부부애가 가정을 반석 위에 세울 것입니다.
3) 남편을 나의 눈높이로 교육 시키세요. 자연분만이나 모유수유, 신생아에 대한 이해가 없을 경우 옆에 있는 남편이 도움은커녕 수술하자고 먼저 바람 잡지 않도록 합니다.
4) 의료에 대한 상식을 가지세요. 출산 도중 수술로 갈 확률은 희박합니다. 문제가 있는 경우 대부분 산전 검진에서 걸러집니다. 무지로 인한 공포나 두려움이 일을 그르칠 경우가 많습니다. 의료인들이 하는 말을 알아듣고 자신의 견해를 밝히세요. 의학 정보의 독점이 의료인들에게 권위를 부여한 것은 아닙니다.
5) 자연분만의 요소를 살펴보고 몸을 만들고 정신력을 기릅니다.

출산에 대한 관점에 단순히 의료적인 개입을 거부하자는 것이 아니라 자신이 출산의 주체가 되어 출산을 능동적이고 행복한 것으로 만들어가자는 것입니다.

내 출산은 '나의 것'이며 내 배가 아프고 '내 아이'가 태어난다는 것을 잊지 맙시다. 내 인생에서 가장 강력한 신체적, 정서적, 영적인 사건이 될 것입니다.

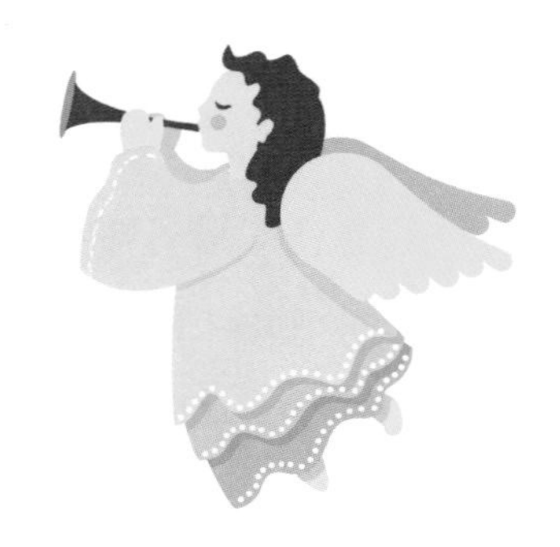

05 아들 낳는 비법

한의학 강좌 중에 야담으로 나온 아들 낳는 비법을 정리해봅니다. 아들 낳으시고 싶은 분들 참고하십시오.

1) 배란 시에 합방하라

성염색체 중에 아들딸을 결정짓는 것은 남자의 성염색체입니다. 그런데 아들이 되는 Y 염색체는 운동성이 높은 반면 생존 기간이 짧습니다(하루살이). 또한 약알칼리를 좋아하며 에너지 소모가 많습니다. 그러니 배란일을 잘 맞춰 합방하세요. 배란일 전후 6~7일간은 임신 가능성이 있지만 배란일까지 살아남아 있다가 수정되는 아기씨는 딸일 가능성이 큽니다.

2) 아내를 뜨겁게 달구어라

Y는 산성에 약합니다. 질 산도가 약알칼리가 되도록 전희를 충분히 한 뒤에, 교감이 이루어진 뒤에 사정하세요.

3) 최소한 1주일 이상 금욕한 뒤에 사랑하라

잦은 사정은 Y가 살아남기 힘든 조건이 됩니다. 정액이 충만해야 Y의 숫자가 많습니다.

4) 음기가 시작되는 자시 이후에 사랑하라

5) 채소 중심의 식사와 약알칼리 이온수를 마셔 아내의 체액이 약 알칼리가 되도록 평소에 노력하라

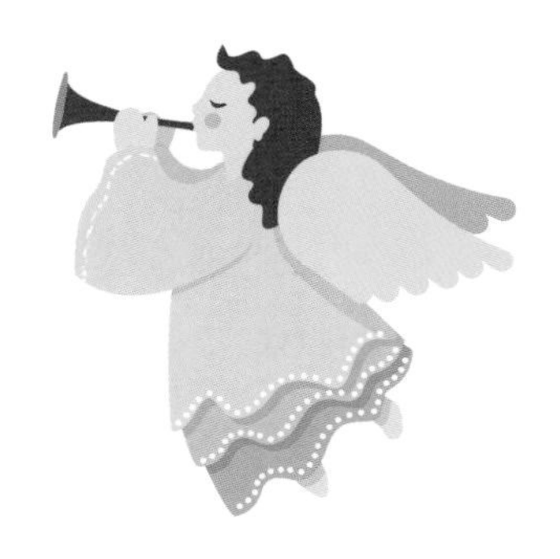

06 출산병원 선택

겨울에 강서구 어느 분의 둘째 아기를 받았습니다.

첫아이를 병원에서 출산하면서 별로 유쾌하지 않았던 기억에, 둘째는 병원 밖 출산 즉 집에서 아기를 낳을까를 오랫동안 숙고하다가 가정분만을 선택한 것입니다. 친정어머니에게 가정분만 이야기를 슬쩍 흘렸더니 대경실색하시는 바람에 병원에서 낳는다고 말하고는 남편과 둘이서 가정분만을 준비하였습니다.

예정일이 되어 진통이 시작되고 제가 왕진 가서 기다리다가 시간이 되어 남편의 품에 안긴 반 좌식의 자세로 긴 호흡을 하며 아주 평화롭게 4kg이 넘는 딸을 낳았습니다. 산모와 남편은 아주 만족하며 행복해하였습니다.

다음날 방문을 했더니 친정 언니가 동생의 산바라지를 해주기 위해서 친정인 제주도에서부터 자신의 아이 셋을 데리고 와 있더군요.

두 손 모으고 얌전하게 인사하는 둘째와 셋째 아이…. 그러나 방에 들어가자 큰아이가 누워 있었는데 아주 심한 뇌성마비였습니다.

열두세 살 정도 되는 소녀였는데 말도 못 하고 일어나 앉지도 못하며 누워서 유동식을 떠먹여 주고 발육도 느려서 5~6세 정도로 보이는 체격이었습니다. 그 아이의 분만 시 상황을 물어보았습니다.

대학병원이니 안전하게 알아서 해주려니 믿고서 제일 좋은 병원이라고 찾아갔는데, 너무 무리하게 오랜 시간 흡입분만을 하는 바람에 이렇게 된 것이라고 하였습니다. 아기 머리에 붙은 베큠(vacuum) 컵이 퍽~ 퍽~ 떨어져 나가는 상황이 머릿속에 그려졌습니다.

신생아 중환자실에 있는 아기를 보며 뇌성마비에 관해 설명은 들었지만 이렇게까지 심하리라고는 예상을 못 하였고 아이가 크면서 마비가 더 심한 것 같다고 말하였습니다.

나는 언니의 두 손을 잡고 나 또한 아기 받는 사람으로서 진심으로 고개 숙여 사죄하였습니다. 그 상황의 참담함에 몸 둘 바를 모를 지경이었습니다.

또 하나의 이야기는 매주 화요일 수업을 하는 보건소 '출산준비교실'에서 어느 날 돌아가면서 분만에 대한 자신의 생각을 발표하는 시간을 가졌습니다. 어느 산모가 자기 차례가 되자 울면서 이야기하였습니다.

직장을 다니던 중 임신하고 강남에서 가장 좋다는 병원에 특진을 신청해 다니면서 행복한 아기 맞이를 꿈꾸다가, 임신 후반기 들어 몸이 붓고 두통이 생겨 의아했으나 2시간 기다려 2분간 의사 얼굴 보고 오는 산전 진찰과 하루 200명 외래를 본다는 바쁜 의사에게 미주알

고주알 상담을 못 하였습니다.

집에 와서 눈이 잘 안 보인다고 두 번이나 전화로 문의했는데 혈압이 정상이니 특별한 일 없다고 안과에 가보라고만 하였습니다. 임신 중독증이 진행되고 그것을 간과하여 결국 배 속 아이가 잘못되어 9개월 만에 제왕절개를 하여 사산한 태아를 꺼내고 몸져누웠습니다.

그러다가 세월이 흘러 둘째 아기를 임신하고는 바로 직장을 그만두고 다른 병원을 선택하여 다니다 보니 첫아기 때 자신이 너무나도 불운하여 의사를 잘못 만난 것을 알았다고 하며 한참을 울었습니다. 임산부들 모두 숙연해지는 분위기였습니다.

원래 혈압이 낮았던 사람이 40 정도 수축기 혈압이 올라가 130 정도였는데 임신초기부터의 차트를 꼼꼼히 비교해 보지 않았던 점과 부종과 단백뇨 심지어는 자간증으로 넘어가기 직전 증세인 두통과 시력장애까지 간과하였으며, 배 속에서 잘못된 아기를 유도분만으로 만출시켰으면 둘째는 자연분만을 할 텐데 제왕절개술을 하였기 때문에 어쩔 수 없이 두 번째도 수술로 아기를 낳아야 한다는 것이었습니다. 참… 모두들 무어라 할 말이 없었습니다.

어떤 병원을 선택하느냐가 중요한 것이 아니라 어떤 의사가 내 아이를 받느냐가 더 중요한 것이라고, 경험 많은 노련한 사람이 아기를 받는 것이 좋겠다고 결론을 내렸습니다.

의과대학이 없는 종합병원은 대부분 젊은 의사들이 과장직을 맡고 있습니다. 시설이 훌륭하고 수가가 높다고 다 좋은 병원은 아니라는 뜻입니다.

출산율이 낮아지면서 특히 대학병원은 충분한 임상 없이 겨우 제왕절개 수술이나 배우고 전문의 시험을 보러 갑니다. 출산도 줄어든데다 그나마 분만 전문병원으로 산모들이 몰려서 대학병원에서는 수련의들이 받을 아기의 숫자가 너무 적다는 뜻입니다. 충분한 출산 경험이 없이 이론만으로 전문의가 된 경우 만족할 만한 출산이 가능할까요?

미국의 의사 윌리엄 시어스는 그의 저서 『The Baby Book』에서 안전하고 만족할 만한 출산을 위한 조언을 하면서 자신의 아기를 받아줄 사람을 직접 고르라고 충고합니다. 경험 많은 조산사가 수술로 갈 확률을 줄인다고 하며 현대의학은 과거에 산파들이 오랫동안 알아 왔던 지식을 과학으로 증명해 가고 있다고 이야기합니다.

미국에 유학을 다녀오신 어느 교수님은 우리나라 산부인과는 아직 원시인 수준이라며 30년 전이랑 비교하여 달라진 것이 거의 없다고 한탄하십니다. 산모의 입장에서 출산을 도와주기보다 의료인의 입장에서 출산을 주도해 나가기 때문이라는 것이지요.

금요일이 제왕절개 수술률이 높으며 제주도에서는 특히 학회를 앞두고 수술률이 높다는 통계입니다. 분만을 질병의 시각으로 바라보며 과잉 방어적 의료를 주도해 나가는 우리의 분만 현실을 우려합니다.

07 왜 아기는 밤에 태어나죠?

많은 아기가 밤에 태어납니다. 낮에 태어나는 아기도 대부분 한밤중에 진통이 걸리기 시작하여서 낮에 태어나는 거죠.

의료서비스 중에 산부인과가 3D업종에 속하는 것도 분만이 주로 밤에 이루어지는 까닭도 한몫합니다.

왜 아기는 밤에 나올까요? 밤에 만들었기 때문에? 인풋이 밤이니까 아웃풋도 밤에 이루어짐이 당연하다?

그도 일리는 있죠. 자궁에 수축을 일으켜 출산을 돕는 옥시토신이라는 호르몬은 주로 밤에 분비가 되는데 옥시토신은 자궁을 수축시켜서 아기와 태반이 만출되도록 돕고 출산 후에는 모유가 사출되도록 도울 뿐만 아니라, 엄마와 아기 양쪽에 분비되면서 모아애착 관계가 형성되도록 도와주는 신비의 호르몬입니다. 그뿐 아니라 부부가 사랑을 나눌 때도 분비되는 사랑의 호르몬입니다.

어둠이 커튼을 내리고 편안하고도 은밀한 분위기가 고조되면 몸

안 생명의 샘이 활발하게 흐르기 시작합니다. 누군가 보고 있는데 부부관계를 나눌 사람은 없듯이 출산이나 부부관계나 둘 다 정서적으로 은밀하고 편안한 환경이 요구되는 것입니다. 즉 성교의 생리나 출산의 생리는 같다는 뜻입니다.

일을 효율적으로 처리해야만 하는 뇌의 이성적인 부분이 쉬고 편안하고 은밀하게도 몸이 열리려면 원시의 뇌가 작동하여야 합니다. 부부의 밤처럼 편안하게 이완되고 사랑이 넘치는 시간에 아기는 세상에 나오려고 하는 것입니다.

아기를 가질 때도 사랑의 기운이 넘쳐나는 자시(23~01시) 이후에 사랑함이 마땅합니다.

아기가 태어나는 장소 역시 은밀한 부부 사랑의 기운이 가득한 부부만의 공간이 좋은 것은 말할 나위가 없습니다.

옥시토신 호르몬이 활발하게 흐르는 밤은 생명의 역사를 쓰는 시간인 것입니다.

08 태아의 유전질환

의학이 발달하면서 성인이 되어서 앓는 질병 대부분이 태아기에 이미 그 요인을 받아서 태어난다는 학설이 정설화되고 있습니다. 암조차도 유전자의 변이에 의한 것이며 고혈압도 유전자가 있다는 이야기입니다.

물론 태어난 이후의 삶도 여전히 중요하지만, 다만 자궁 안에서의 조건이 성인이 되고 난 후에 건강에 영향을 미치기 때문에 그 조건들을 알면 추후의 위험 요소들을 예측할 수가 있고 그에 따른 예방을 할 수 있다는 점이 중요합니다.

예를 들어서 4kg이 넘는 여자아이를 출산했습니다. 그러면 그 아이가 수십 년간 건강을 유지했다 해도 태반을 통해 흐른 여성호르몬인 에스트로겐 같은 요인이 유방조직에 영향을 미쳐 중년 이후에 유방암을 일으킬 수도 있다는 것입니다.

또 하나 예를 들면, 출생 시 복부가 비정상적으로 작았다면 간 크기도 작을 것이므로 정상 크기의 간만큼 콜레스테롤을 분해할 수가 없게 되고 그 결과 중년 이후에 혈중콜레스테롤 수준이 높아질 수 있습니다.

스트레스는 태반에서 나오는 어떤 효소가 스트레스 호르몬을 무력화 시키는데, 태아기에 엄마가 너무 스트레스를 받아서 그 스트레스를 이기기 위해서 기 사용한 효소와 에너지는 태어난 이후에 발육과 질병 예방에 필수적인 것들이므로, 미리 소모함으로써 쉽게 성인병에 노출될 수 있습니다. 예금통장을 미리 털어 쓰는 것과도 같습니다.

비만은 임신 중 영양공급이 충분치 않으면 성인이 된 후 비만이 될 가능성이 커집니다. 뇌의 식욕 조절센터가 과식 쪽으로 프로그래밍 되기 때문입니다.

당뇨는 임산부에게 당뇨가 있으면 태아도 높은 수준의 포도당에 노출될 가능성이 커지므로 태아의 췌장에 부담을 주어 성인이 된 후에 당뇨병을 일으킬 수가 있습니다.

심장병은 태아기에 충분한 영양을 공급받지 못한 아기들이 성인이 된 이후에 고혈압이나 고콜레스테롤의 위험이 커집니다.

알레르기는 과숙아일 경우 IGE라는 항체를 다량으로 생산하게 되어 이것이 중년 이후에 알레르기를 유발할 가능성이 있습니다.

제1의 뇌를 태아 본인의 뇌라고 한다면 제2의 뇌는 엄마의 뇌이며, 태반은 제3의 뇌라고 합니다. 태반은 임신기간 내내 산소와 영양을 공급하며 호르몬의 생산과 이동 등 중요한 역할을 하지만 가장 중요한 역할은 뇌의 발달을 돕는 데 있습니다.

임신중기에 이르러서 태아의 뇌는 급격히 발달하기 시작하는데 이를 방해하는 가장 큰 적은 산모의 스트레스라고 할 수가 있겠습니다.

태반의 기능이 원활하지 못함을 의학용어로 '태반기능부전증'이라고 하는데 이는 산모의 스트레스로 인하여 태반으로 가는 혈류의 흐름을 방해하며 저산소증이 만성적으로 올 때 태아에게 미치는 지능저하나 정서장애가 심각하다는 의학계의 연구발표입니다.

감옥에 산모 죄수가 있다면 가만히 앉아서 주는 밥 먹고 참 편하게 임신기간을 보낼 수 있겠다고 생각할 수도 있겠지만, 대부분의 여자 수감자에게서 태어나는 아기들은 만성적 스트레스로 인한 체중미달과 정서장애, 지능저하 등의 문제를 갖고서 태어난다고 합니다.

직장생활이나 모든 현대의 일상생활이 언제나 행복하고 만족스러울 수는 없습니다. 남편이나 가족 모두가 언제나 나를 행복하게 해줄 수는 더욱 없습니다. 스트레스 왕창 받았다고 생각할 때 아기를 위해서 반드시 "엄마는 이 세상 누구보다 너를 사랑한단다"라는 사랑 고백과 함께 호흡 명상의 시간을 가져보세요. 태아와의 소통이 무엇보다 중요합니다.

09 태교의 나비효과

얼마 전에 어릴 때 친구를 만나 점심을 먹게 되었습니다.

삼십몇 년 만에 만난 어릴 적 친구인데 새롭게 결성된 동창회에서 몇 번 보았지만 어릴 적 그에 대한 기억은 거의 없는, 그냥 평범한 친구입니다. 친구는 시골에서 농사를 지으며 세 딸을 기르는 평범한 아버지였습니다. 서울에 온 이유는 대학 다니는 둘째 딸아이가 여름방학을 하여서 기숙사에 짐을 가지러 온 것이라고 하였습니다. 딸은 서울서 좀 놀다 온다고 해서 우선 딸의 짐만 싣고 시골로 간다는 것이었습니다. 제 딸도 같은 대학에 다니는 것을 알기에 다른 친구보다는 좀 친근감을 느껴 서울에 온 김에 전화를 걸었던 것입니다.

친구의 세 딸은 모두 수재 소리 들으며 자라서 모두 과학 고등학교를 나와서 큰딸은 카이스트 대학을 마치고 석사 과정 중이며 둘째 딸은 이대에 다니고 셋째 딸은 고등학교에 재학 중이라고 하였습니다. 친구의 딸들을 한 번 본 적이 있기에 시골에서 어떻게 저런 재색을 겸비한 아름다운 딸을 한 명도 아니고 세 명씩이나 두었는가, 신기하게 생각하였었죠.

친구의 부인도 동창회에서 인사를 나눈 적이 있는데 그냥 평범한 시골 여자일 뿐입니다. 나는 그를 보며 품고 있던 궁금하였던 점을 호기심에 사로잡혀서 물어보았습니다.

친구 중에 자식 농사를 제일 잘 지은 것 같은데 시골에서 농사짓는 농부가 자식 농사까지도 이렇게 훌륭하게 지은 비결이 혹시 있느냐 하고요. 그랬더니 친구가 하는 말이 걸작입니다.

"우리 애들은 내가 생각할 때 아주 맹~ 하기가 짝이 없는데 학교 가서 시험 보면 맨날 1등만 해오니 내가 생각해도 참 이상스럽다"라는 것이었습니다. 특히 수학, 과학 부문에서는 한 번도 100점을 놓친 적이 없다는 것이었습니다. 시골에서 과외니, 학원이니 그런 것 시킬 여유도 없는데 자기들이 알아서 공부하더라는 것이었습니다. 과학고에서는 대부분 2년 만에 고등학교 과정을 마치고 진학하기에 대학원 2년생인 큰딸의 나이가 지금 23세라고 하더군요.

그냥 시험만 잘 볼 뿐 애들이 맹~ 하다는 이야기는 순진하고 온순한 성품이라는 이야기와도 상통하며 자랑삼아 하는 이야기가 아니라는 것을 알기에 도대체 태교를 어떻게 하였느냐고 물어보았습니다.

친구는 산초농장을 경영하는데 산초라는 작물은 높은 산 청량한 기운 속에서 자라 초록색 작은 열매를 맺는 신선 같은 작물입니다. 가을이 되면 기름을 짜서 파는데 산초기름은 기관지 천식이나 아토피 등의 체질 개선에 약성이 높은 것으로 알고 있습니다.

자신은 농사를 지으면서 태교 같은 것을 몰랐고 아내도 작은 가게를 하면서 가게 보다가 손님 없으면 독서가 취미이니 책 읽는 것이 낙이었을 거라는 겁니다. 가게가 시골 버스 정류장 앞에 있기에 늘 승차표 파느라고 '돈 계산하며 책 읽는 일', 즐거운 마음으로 하는 이 일을 아이는 배 속에서 학습하였던 것이었죠.

친구가 중동에 가서 돈을 많이 벌어 와서 인근에 땅을 사들이고 농사지으며 자신의 성공을 흐뭇해하는 동안 임신한 아내도 늘 구름 위에 떠 있는 것처럼 마음이 즐거웠다는 것입니다.

엄마가 행복하면 심박동이 왈츠 리듬처럼 뛴다고 합니다. 왈츠 리듬을 들으며 자란 태아는 뇌 발달이 잘 이루어지고 심신이 건강한 아이로 태어나며 행복한 엄마가 행복한 아이를 만드는 셈이죠. 그렇습니다. 태교는 엄마가 가진 모든 정보를 아이에게 전달하는 것입니다.

지적인 능력을 포함하여 엄마의 성숙을 물려받아 바톤 이어달리기를 하듯이 부모보다 월등한 2세들이 되는 것입니다. 사람은 수정된 순간부터 태중 265일 동안 내 부모의 모든 정보와 내 조상들의 모든 정보를 바탕으로 한층 진화된 개체로서의 삶을 시작합니다.

임신과 출산 그리고 젖먹이 시절의 인간 초기 단계 삶이 나머지 생에 미치는 영향은 실로 지대합니다. 마치도 태엽을 감았다가 되돌리듯 생체에 내장된 시계가 거꾸로 돌아간다고 생각하시면 태교에 좀 더 사랑과 정성을 들이실 수가 있을까요?

10 태교는 프로그램

지하철을 타고 가는데 앞자리에 앉은 어떤 여자분이 너무 심하게 기침을 해댔습니다. 입을 가리고 고개를 숙이며 아주 발작적으로 기침을 하는 것을 한참 바라보다가 전에 기침을 너무 심하게 하여 목에서 피가 나던 기억이 떠올라서… 우연히 기 치료를 해주어야겠다는 생각이 들었습니다.

어떤 방법으로 할까? 잠시 생각하다가 그분의 백회로 달기운을 직접 넣어서 기침을 멈추게 한다고 프로그램을 설정하였습니다. 팔짱 낀 채 앉아서 손가락 하나 까딱~ 안 하고 '달기운 중에 약성을 뽑아 저분의 백회로 넣어 기침을 멈춘다!'라고 심법을 걸었습니다.

호흡하며 단전에 집중하였습니다. 인당에 자극이 옵니다. 인당과 하단전이 마치 하나로 연결된 듯합니다. 잠깐의 시간이 흘렀습니다.

계속해서 기침하던 그 여자분이 내리려는지 자리에서 일어섭니다. 문으로 걸어가는데 살펴보니 기침을 안 하더군요. 잠시 후 문이 열리고 가버렸습니다.

예전에 유리겔라라는 사람이 TV에 나와서 초능력을 발휘하는 것을 보면서 참으로 놀라고 신기하게 생각한 기억이 납니다. 그때 '염력'이라는 단어를 알게 되었지요.

건강상의 이유로 호흡 수련을 시작한 지 이제 만 10년이 넘었습니다.

석문호흡 수련을 하면서 '심법(心法)'이라는 말을 알게 되었습니다. 마음을 쓰는 법을 심법이라고 합니다. 마음의 행로를 지정해 주는 프로그램이라고나 할까요? 심력(心力)이란 심법을 사용할 때 그 사람이 얼마나 간절한가, 그리고 내공이 얼마나 깊은가에 따라서 표현되는 힘의 차이를 말합니다.

제가 좋아하는 어느 분은 비유하시기를, 심법은 칼이며 심력은 그 칼을 휘두르는 사람이라고 말씀하시더군요. 칼을 어떤 사람이 휘두르냐에 따라 이롭게도 쓰이고 흉기가 될 수도 있습니다.

태중에 생명을 기르는 잉태한 어미의 마음 역시도 이와 같을 것입니다. 어미의 하루하루는 태아를 위한 기도이기 때문입니다. 태교 지수가 얼마나 높은가에 따라 아웃풋이 달라질 수 있습니다.

나를 통해서 세상에 태어나지만 나의 것만은 아닌… 내가 들이는 1의 노력에 나머지 9의 신비를 하늘에서 채워주는… 최상의 프로그램이 태교입니다. 태중에서 태아가 배우는 것이 전적으로 엄마의 마음이며 행동인 것입니다.

11 전유와 후유

출산 전 조금씩 분비되는 묽은 젖을 전초유라고 부릅니다.

출산 이후 한 시간 이내 젖을 물리면서 수유가 시작되는데 아직 본격적으로 유즙이 분비되기 전부터 아기가 빨아주면 과도하게 젖이 부는 것을 막아서 젖몸살이 오지 않을 뿐더러 길을 터주게 되어 젖 분비가 빨라지고 모유 양이 늘어날 기회가 됩니다.

출산 후 초유는 투명하게 끈적이는 양상으로 2~3일부터 분비되어 3~4일간 나온 다음 프리미엄 주스처럼 색깔 고운 이행유로 넘어갑니다.

젖이 불기 이전에 말랑거리는 유방을 마사지하고 아기에게 물리도록 하세요. 샛노란 초유를 아기에게 먹이는 것은 이 세상을 살아나갈 아기에게 주는 특별한 엄마의 선물일 뿐 아니라 아기 소화기, 호흡기에 코팅을 해주어 세균의 방어막이 됨과 다름없습니다.

출산 후 1주 정도 초유가 나온 후 이행유를 잠시 거쳐 성숙유로 넘어갑니다. 건강하고 헤모글로빈 수치가 높은 엄마들은 좀 길게 노란 이행유가 나오는 것을 볼 수 있습니다. 즉 출산 전 건강이 출산 후 모유수유 성패를 결정짓는다고 볼 수도 있습니다.

성숙유는 다시 전유와 후유로 나뉘는데 전유는 단맛이 나고 수분이 많아서 마치 호텔에서 하는 풀코스 식사에서 입맛을 당기게 하는 전채요리가 먼저 나오는 것과 같아요.

"우리 아기는 젖만 먹으면 설사해요"라고 말하는 엄마들 이야기를 자세히 들어보면 전유만 먹이는 경우가 많습니다. 전유의 단맛을 즐기다가 맛이 변하면 혀를 빼고 안 물다가 잠시 후에 또 젖을 찾으면 새 젖 준다고 다른 젖을 주는 경우 아기는 전유만 먹게 됩니다,

신생아는 유당을 소화시킬 효소가 아직 원활하게 분비되지 않으므로 이럴 때는 차라리 전유를 짜내고 후유를 먹이는 편이 낫습니다. 짜낸 전유는 한 달 정도 지난 뒤에 엄마가 외출 시 비상용으로 사용하도록 저장 팩에 담아서 냉동고에 보관합니다. 후유에는 아기 성장에 필요한 지방이나 단백질의 함량이 높은 젖이 나옵니다.

풀코스 식사에서 스테이크가 나중에 나오듯이 한쪽 젖을 끝까지 먹이고 난 후 반대편 젖을 먹이세요. 전유와 후유의 부조화를 조금이라도 줄이기 위해서는 젖을 먹이기 전 마사지를 통해 충분히 젖을 흔들어 준 다음에 먹이도록 하세요.

12 태교 명상

미국이란 나라는 인구가 많고 돈도 많으니 여러 가지 실험에 많은 투자를 하는 나라입니다. 우리는 연구 결과를 쉽게 갖다 씁니다만 연구를 하는 분들의 노고를 생각하면 참 고맙기 그지없습니다.

"임신부에게 스트레스가 어떤 영향을 미치는가?"에 대해 미국의 맥커빈 박사는 재미난 실험을 하였다고 합니다. 18~40세의 건강한 초임부들에게 어려운 수학 문제를 풀게 하면서 심장 박동수와 혈압을 조사하였는데 결과는 문제를 풀면서 심 박동수는 물론 혈압이 모두 증가하였다고 합니다. 혈압 중에 낮은 쪽 특히 이완기 혈압이 증가한다는 것은 혈관수축 정도가 많다는 뜻입니다.

수학 문제를 푸는 잠시간의 스트레스가 태아에게 직접적인 영향을 주는 것은 아니겠지만, 혈관수축이 장기적으로 일어날 때 자궁으로 가는 혈류가 감소하여 태아가 잘 자라지 못하며 모체의 스트레스 호르몬이 태아에게도 골고루 흘러 여러 가지 안 좋은 예후를 나타낸다고 볼 수 있겠습니다.

스웨덴의 포르데 박사도 임신부의 스트레스와 조산 및 신생아의 체중과의 관계를 연구하였는데 모체가 스트레스 상태에서는 태반혈관을 수축시키고 태아에게 가는 산소와 영양공급을 저해하며 조산할 확률이 높다고 하였습니다.

스트레스가 인체에 나쁜 영향을 미친다는 이야기는 이제 상식이 되었습니다. 임신부가 스트레스 상태일 때는 특히 술이나 담배, 커피, 불량식품 등 태아에게 나쁜 음식물을 섭취할 기회 또한 늘어나게 됩니다. 불량식품으로 인한 태아의 기형 암 유산이나 조산 사망 등의 연구 또한 이제 일반적입니다. 스트레스 호르몬을 과도하게 받고 태어난 아기는 성장하면서 사용할 스트레스 호르몬을 기 사용하였기 때문에 나쁜 예후를 추정할 수가 있는 것입니다.

몇 년 전 삼천포의 어느 분이 임신초기에 전쟁영화를 본 후 복통과 출혈 등 유산의 징후가 나타나 병원에 가니 태낭이 찌그러져 가망이 없다고, 인터넷에 도움을 호소하는 글이 올라와 전국적으로 그분을 위해 간절하게 기도한 기억이 납니다.

전쟁영화를 보며 굉음에 가까운 총소리, 대포소리 등의 소음과 함께 공포스러운 장면이 태아에게 안 좋은 영향을 미쳤을 것이라고 봅니다. 월드컵 축구를 보다가 누군가 사망, 졸도했다는 소식을 우리는 심심치 않게 볼 수 있는데 가슴 조리다가 골이 터진 순간 급격하게 심장 박동이 늘어나는 것을 견디지 못하고 쓰러지는 경우라고 봐야겠지요.

그런데 태아의 심장은 평소에 엄마의 두 배가량을 뜁니다. 엄마의 심박동이 대략 70회 정도라면 태아는 분당 평균 140회 정도를 뜁니다. 평소에 그렇게 많은 일을 하다가 엄마가 전쟁영화를 보며 심장이 쿵쾅거리며 가슴이 답답해지면서 전신에 스트레스 호르몬이 펑펑 흐른다면 그 작은 아기 심장이 순간적으로 그걸 다 감당할 재간이 없습니다. 힘차게 흐르는 폭포 아래나 불난 집 흉한 사건 등등 태살의 장소에 가지 말라고 우리 조상들은 임신부에게 타일렀습니다.

소아과에 가보면 아기의 몸무게를 재고 거기 맞춰서 약을 사용합니다. 어린 아기에게 어른 용량의 약물은 위험하기 때문입니다. 눈에 보이지 않는다고 자궁 안의 태아가 어른만큼 강한 것은 아닙니다. 엄마의 자궁 안에서 태아는 엄마의 스트레스를 고스란히 다 받을 수밖에 없습니다. 태아에게는 오히려 스트레스가 증폭되고 있다고 봐야 합니다.

다행히 그 아기는 좋아져서 무사히 태어나 지금은 건강하게 첫돌을 지냈다고 하더군요.

사람이 살아가는 데 가장 중요한 것은 말할 것도 없이 물과 산소입니다. 자궁 내에 수정란이 분열하며 사람으로 만들어지고 성숙해 나가는 데 있어서 자궁 내에 많은 혈액이 흘러 들어가는 것도 영양과 산소를 실어 나르기 위함이죠. 혈관수축은 산소공급을 저해하고 태아 시기에 대부분의 질환은 그 원인이 산소결핍이고 보면 임신부에게 있어 호흡 수련을 통한 명상과 이완은 좋은 태내 환경을 만드는

데 필수적이라고 할 수 있겠습니다.

일반적으로 사람들은 정신적 혹은 육체적으로 스트레스를 어느 정도는 받으며 살아가고 있습니다. 내 입 안에 있는 혀도 가끔씩 깨물리는데 내 남편이나 가족들이 온전히 나를 행복하게만 해주지는 않습니다.

임신 중에는 호르몬의 영향으로 사소한 일에 목숨 걸며 울다가 웃기 일쑤입니다. 특히 스트레스를 잘 받는 성향의 성격이라면 본인과 태아를 위하여서라도 시간을 내어 명상의 시간을 가져봅시다.

"종일 숨 쉬는데 따로 호흡할 필요 있나요?"라고 질문을 하시렵니까. 설거지 등의 가사 노동과 운동이 다르듯이 태교를 위한 명상과 각성의 시간으로 태아에게 좋은 환경을 만들어주는 것이 좋겠습니다.

태아와 호흡을 통해 합일해 보고 사랑을 전하며 특히 유쾌하지 못하였던 일이 있었다면 들이쉬고 내쉬는 숨결에 찌꺼기를 담아 날려버리고 내 아이와 교감을 나누는 온화한 시간, 산소가 자궁 안에 충만해지는 시간을 가져보길 바랍니다.

자신의 내면과 독대하고 자신의 존재가치를 알아가는 동안 우리는 영적으로 조금씩 진화해 가며 태아도 역시 엄마와 같은 진화를 체험하게 됩니다. 물은 주전자에 담으면 주전자 모양이 되고 꽃병에 담으면 병 모양이 되기 때문입니다.

태교는 엄마의 숨결을 따라 자궁 안에 많은 산소를 만들어내는 일로부터 시작되며 아이는 내 생애 최고의 훈장으로 나의 일생을 따라다니게 될 것입니다.

13 단유와 이유식

아기 스스로 면역체계를 만들어가는 시기가 생후 5, 6개월이라는 점을 생각하면 그때까지는 반드시 모유를 먹여야 합니다. 엄마 배 속에서 저장해 놓은 철분이 고갈되는 시기가 그 무렵이므로 이유식을 시작해야 하는 시점입니다.

쌀미음이나 달걀노른자, 찐 고구마, 찐 밤 등을 걸쭉하게 만들어 소량씩 맛을 보여주는데 1주일 정도 먹여본 뒤 무탈하다고 생각되면 다른 음식을 조금씩 먹여봅니다.

그러나 이유식을 먹일 때도 아직 주식은 모유입니다. 분유처럼 병에 타서 먹이는 이유식은 이유식이라고 할 수가 없습니다. 이유식 기간은 스푼 훈련을 시키고 평생 먹을 쌀에 대한 맛을 익히는 시간이라고 봅니다.

쌀과 여러 가지 채소, 간 고기 등을 푹 끓여 만든 죽을 얼음 얼리는 통에다 담아 얼려두고 한 조각씩 꺼내 데워 먹이던 기억이 납니다. 직장 다니면서 아기를 키우느라 그때 수고하고 애쓴 기억이 자주 나는데 죽을 먹는 시간은 정말 짧았고 어느새 아이는 죽보다 밥을 좋아하더군요.

젖 떼는 시기에 대해서는 유니세프 같은 국제기구에서는 두 돌까지 젖을 먹이라고 권합니다.

우리도 어릴 때는 학교 갔다 오면서 "엄마 젖 줘!"를 외치며 골목을 달려 집으로 들어갔습니다. 복잡한 현대생활에서 저는 최소한 첫 돌까지는 젖을 먹이라고 권하고 싶습니다.

젖은 엄마로부터 독립이 가능한 때 자신이 떼는 것입니다. 젖을 일찍 떼느라 스트레스를 받은 아이들은 사회생활에 잘 적응 못하는 자신감 없는 소심한 성격이 될 가능성이 큽니다. 젖을 통하여 엄마의 사랑을 먹고 자신감을 얻어간다면 서둘러서 젖을 뗄 이유가 없습니다.

젖을 뗄 때는 며칠 전부터 아기에게 이야기하며 마음의 준비를 하게 합니다. 아기가 말귀는 다 알아듣기 때문에 "찌찌는 이제 놔뒀다가 동생 주자", "넌 이제 이가 났으니 밥을 먹는 거다" 하면서 며칠 반복적으로 설명합니다. "이제 오늘이 마지막 젖 먹는 날이다" 하고 알려주고 젖을 먹인 후 젖 떼는 것에 대하여 만세를 부르게 해봅니다.

가슴에 아기가 좋아하는 만화 캐릭터를 그리면서 속임수를 쓰는 것은 별로 좋아 보이지를 않습니다.

젖을 뗄 때는 단유 마사지를 받아 유관을 깨끗이 정리한 후에 말리는 것이 좋겠습니다.

마사지를 통하여 멍울 같은 것은 전부 풀고 젖을 짜내어 유방 전체가 모두 말랑거리는 상태에서 탄력붕대 같은 것으로 압박하십시오.

젖 분비가 많은 분은 보리싹 난 엿기름가루를 푹~ 끓여서 가라앉은 물을 하루 서너 잔씩 마시면 젖이 줄어듭니다. 미역국이나 수분 섭취를 억제하시고 젖이 불어서 너무 아프다면 붕대를 풀고 젖을 조금 짜낸 뒤에 다시 붕대 압박을 합니다. 단유 마사지 없이 젖을 말린 경우 다음 임신 출산에서 많이 고생하는 경우를 봅니다.

수돗물 흐르는 수도관에 스케일 끼듯이 유관도 반드시 마사지를 통한 정리가 필요합니다.

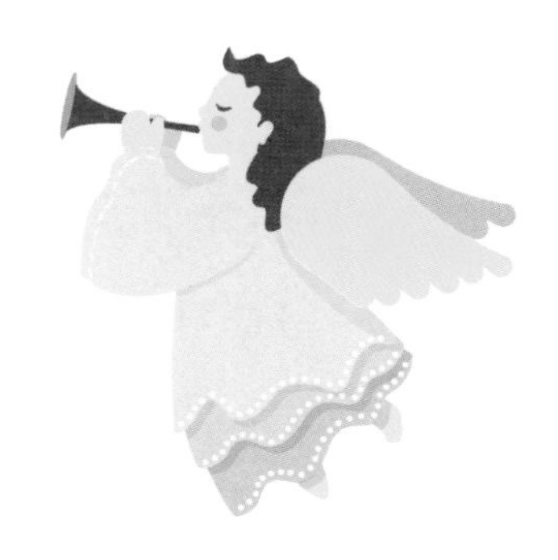

14 모유수유가 엄마나 아기에게 좋다는 것은 국민상식

모유수유가 엄마나 아기에게 좋다는 것은 이제는 국민상식이 되었습니다.

예전에는 분유를 먹이는 여성이 마치 인텔리 여성이라도 되는 양 젖을 말리면서 분유를 먹이거나 유모를 들여서 남의 젖을 먹이던 시절이 있었습니다.

모유수유를 하는 엄마에게 좋은 점에 대하여 알아보겠습니다.

첫째로는 모유를 먹이는 동안 옥시토신이라는 호르몬이 분비되어서 출산 후에 하혈을 멈추게 하지요. 옥시토신은 자궁수축을 돕기도 하지만 젖을 사출시키는 역할도 한답니다. 또한 옥시토신의 역할은 다양해 부부관계 시 극치감을 느낄 때도 분비되는 사랑의 호르몬이랍니다. 모유수유를 열심히 하는 산모들은 자궁이 빨리 줄어들고 오로가 쉽게 빠지는 것을 목격합니다.

둘째로는 모유수유로 인해 생리가 지연되므로 자연피임 효과를 얻을 수 있고 생리 안 하는 동안 모체의 철분 손실도 막을 수가 있습니다. 예전의 우리 어머니 세대는 젖먹이는 동안 자연피임 효과로 자녀들 터울이 자연스럽게 조절되었습니다. 여성에게 흔히 오는 골다공증도 예방이 됩니다.

셋째는 칼로리 소모로 인한 자연스러운 다이어트입니다. 젖 생산을 위해서 하루에 500칼로리 정도가 사용되므로 출산 후 다이어트에 최적입니다. 임신으로 인하여 불어난 몸은 출산 후 특히나 중부전선에 잉여 지방이나 수분이 이곳으로 모여 만삭 시의 몸의 최고치로 돌아가려는 관성의 법칙이 적용됩니다. 출산 이후 6개월 이내에 이 살들을 정리하지 않으면 평생 배둘레햄을 안고 살아가게 되는데 모유수유를 열심히 하면 온몸의 살이 빠지고 허리 부분이 가장 나중에 빠지는 것을 볼 수 있습니다. 허리를 못살게 굴며 조이거나 조금씩 먹고 운동하고 모유수유까지 하면 확실하게 허릿살이 빠집니다.

넷째는 유방암이나 난소암 등 생식기에 암 발생률이 줄어들지요. 결혼 안 한 사람, 출산 안 한 사람, 모유수유 안 한 사람에게 유방암 등이 잘 생기는 것은 어찌 생각해보면 신체의 한 부분마저도 자기 사명이 있고 그 할 일을 다 했는가, 하는 심판인 것 같습니다.

제가 잘 아는 어느 분이 임신 전 양쪽 유방에 주먹 크기의 섬유선종이 있었는데 출산 후 모유수유를 1년 정도 하니 완전히 사라져서 그 후 2년을 더 수유를 하였다고 합니다. 엄마가 아기에게 젖을 통하여 생명을 나눠준 것 같지만 사실은 아기가 엄마 문제를 해결해준 해결사였습니다.

또 하나의 경우는 제가 조산원을 할 때 어느 대학 교수님이 찾아오셔서 와이프가 난소암인데 여러 가지 치료를 하고 있지만 암 수치가 떨어지지 않는데 모유가 좋다는 이야기를 듣고 혹시 남는 모유가 있으면 연락해달라는 것이었습니다. 여기저기 부탁을 한 그 교수님이 1년 정도 지극 정성으로 모유를 걷어다가 먹이시더니 어느 날 부인의 난소암이 나았다고 초콜릿을 사가지고 인사차 오신 것이었습니다. 암도 치료하는 모유입니다.

어느 농부의 이야기는 TV에 나온 이야기인데 두 아들을 모유로 키우는 농부의 아내가 자주 아프다고 하는 남편에게 자기 젖을 먹어보라고 권했답니다. 아들들은 젖을 먹고 자라면서 한 번도 아픈 적이 없는데 분명 젖에는 좋은 성분이 들어서 그런 것 같다면서 젖이 남아 한 대접씩 짜서 버리는데 아까우니 당신이 먹고 안 아팠으면 좋겠다는 것이었습니다. 농부들은 늘 농약에 노출되어 있으므로 도시인들보다 훨씬 자주 아픈데 이 농부가 부인의 말을 듣고 대접의 젖을 코를 막고 한 달 정도 먹고 나니 관절 아픈 것이 사라졌다는 것이었습니다. 농부의 아내가 함박웃음을 지으며 "저는 이 젖으로 세 남자를 키워냈습니다"라고 말했습니다.

중국의 유일한 여제 측천무후는 냉정하고 비범한 여성이었습니다. 모유에 면역물질이 많아서 건강에 이롭다는 말을 듣고 궁궐에 젖

짜는 여성을 고용하여 매일 자신에게 젖을 짜서 바치라 이르고 모유를 매일 마셨다고 합니다.

다섯째는 출산 후 우울증이 줄어들고 모아애착 관계가 형성되어서 나중에 아동학대 같은 사회적 문제가 적어집니다.

젖먹이는 동안 산모들은 프로락틴이라는 젖을 생산하는 호르몬의 영향으로 나른한 행복감에 젖게 됩니다. 아기가 입원하여 모유를 먹이지 못하는 산모들은 자주 우울감을 호소합니다. 젖을 먹이면서 모성애가 무럭무럭 샘솟는 것을 흔히 경험하게 되는 것입니다.

존 스타인벡이 쓴 『분노의 포도』라는 소설은 1920년대의 미국의 경제 대공황을 그리고 있는데, 아사 직전의 시아버지에게 출산한 며느리가 젖을 물리는 장면이 오랫동안 뇌리에 남아 있습니다.

모유는 끓이거나 소독이 필요치 않고 밤에도 쉽게 줄 수 있고 여행 시에도 편하고 젖이 상할 염려도 없으니, 이 얼마나 좋습니까!

15 모유수유를 잘하기 위해 어떤 준비가 필요할까?

세상에 아기가 태어나기만 하면 젖이 콸콸 나오고 아기는 힘차게 쭉쭉 빨고 그러면 얼마나 좋을까요? 모유수유가 좋은 줄 다 알지만 초기 어려움을 극복하지 못해 우리나라 완모율은 그리 높지 않습니다. 아기에게 모유수유는 학습입니다. 엄마의 의지와 노력으로 완성되는 모아소통의 학습법이지요. 초기수유의 어려움을 잘 넘어가기 위한 준비법을 배워 보시기 바랍니다.

브래지어 안에 고이고이 숨어 있던 젖꼭지가 어느 날 인정사정없이 세차게 빨아대는 수난을 당하면 하루 만에 피부가 벗겨지고 피가 나며 상처에 딱지가 앉고를 반복하게 됩니다.

마지막 석달 동안 모유수유를 위한 가슴 마사지를 해주는데 막달에 이르면 유선이 확장되느라 유방이 부풀어 커지며 아파서 무심하게 지나칠 수가 없는 지경이 됩니다.

샤워 후에 로션 등을 발라 겨드랑이에 결절이 잡히지는 않나 면밀하게 검사하고 두드리며 유두를 향해 쓰다듬어 내려가고 흉벽에서 유방의 기저부가 떨어지도록 유방을 중앙으로 밀어줍니다. 모든 새끼 가진 포유류는 네 발로 걸어 다닐 때 커진 유방이 흔들리는 것을 봅니다.

걷는 것 자체가 유방 마사지인 셈이지요. 유방은 근육이 아닌 지방조직이므로 아래 방향으로 쓸어내리는 마사지보다는 안으로 모아서 올려주는 방식으로 마사지하십시오.

유방으로 가는 신경은 왼쪽의 경우 4시 방향에서 유두 쪽으로, 오른쪽은 8시 방향에서 유두 쪽으로 분포되어 있습니다. 유방암, 유선염, 유방에 생기는 문제 부위가 대부분 유방을 4등분했을 경우 위쪽 4/1 지점인 것을 감안한다면 혈액순환뿐 아니라 림프순환도 문제인 것 같습니다. 우리의 식사가 서구식으로 변하고 조이는 속옷을 입으므로 해서 임신 여부에 상관없이 모든 여성에게 샤워 후 가볍게 매일 유방 마사지를 하시길 권합니다.

또한 비임신 시 생리가 끝난 후 자가 유방 검진도 하시기 바랍니다.

유두는 임신 37주 이후에 만지기 시작합니다. 너무 이른 유두 자극은 자궁수축을 초래하므로 37주가 되면 오일을 유두에 발라 잠시 랩으로 덮어두고 유구(乳區)에 박힌 치즈 같은 이물질이 녹아 나오도록 기다려 주고 마사지합니다. 젖이 나오는 유구는 10개 정도가 있는데 출산 전에 이런 방법으로 3~4개 정도라도 구멍이 열리도록 마사지해서 준비합니다.

며칠 동안 샤워할 때마다 유두 마사지를 하다 보면 어느 날 맑은

액체가 유두에 돋는 것을 보실 수 있습니다. 그걸로 준비 끝이 아니라 샤워할 때마다 만지시고 빳빳한 타월로 유두를 털어 자극해주십시오. 남자들은 혀로 애무나 하지 정작 젖먹이는 데는 아무런 기여를 하지 않습니다. 잘 단련된 유두는 아기가 종일 빨아도 아무렇지도 않습니다. 함몰유두일 경우는 출산 전 함몰유두 교정기를 가슴에 부착하여 음압으로 조금씩 튀어나오도록 교정을 해줍니다.

다음은 아기가 태어난 후 한 시간 이내에 엄마 젖을 빨게 하는 일입니다.

아기는 나름 좁은 터널을 지나 세상의 관문을 통과하느라 아드레날린이란 호르몬이 급격히 분비되어 흥분상태이며 각성상태입니다. 세상에 태어나 처음 해보는 행위를 각인합니다.

아무리 작고 못생긴 유두라 해도 세상의 모든 유두는 모두 그렇게 생긴 줄 압니다. 말랑거리는 고무젖꼭지가 아닌 엄마의 젖꼭지를 한 시간 이내에 빨아보게 하십시오. 이미 구멍을 뚫어 놓은 상태라 맹물 같은 전초유라도 한 방울 나오면 아기는 신이 나 더 잘 빨게 되는 것입니다. 아직 태변을 싸기 전에는 배고픈 것이 아니므로 단지 젖을 빤다는 즐거움만으로도 족한 것입니다. 유두 모양이 양쪽이 다르다면 문제 있는 쪽 유두부터 빨게 해줍니다.

다음은 출산 전 건강이 산후조리와 모유수유에 미치는 영향을 짚고 넘어가야 하겠습니다.

출산 시 정상분만은 500밀리리터, 제왕절개 수술은 1,000밀리리터의 출혈이 평균입니다. 빈혈산모는 젖 분비가 잘 안되며 산후 회복도 느린 것을 봅니다.

출산 전 빈혈이 없도록 철분제 복용 잘하시고 균형 잡힌 식사를 잘하시는 것이 무엇보다 중요합니다. 출산을 앞둔 산모에게 꼭 필요한 약은 철분제입니다.

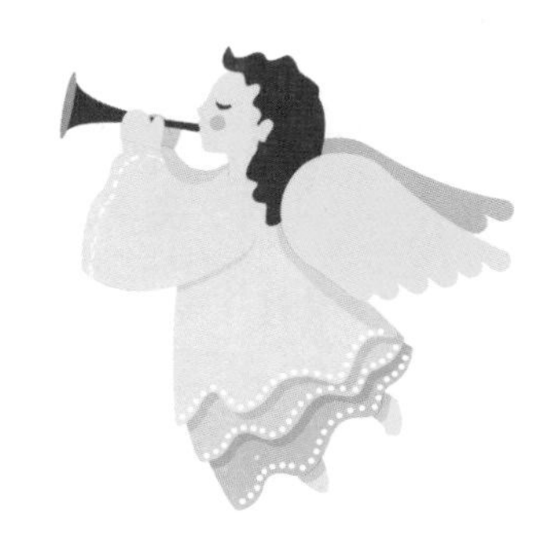

16 쿠베이드 증후군

요즘 무슨 무슨 증후군이 너무 많습니다. 새집 증후군에 피터팬 증후군, 마우스 증후군까지. 그런데 쿠베이드 증후군이라니 이게 또 무슨 소리인가 의아할 것입니다.

얼마 전에 잘 알고 지내는 신혼부부를 방문한 적이 있습니다.

처녀 총각 때부터 두 사람을 다 잘 알고 지낸 터인데 봄에 결혼하였고 요즘 신부가 입덧이 심해서 거의 아무것도 못 먹고 게다가 유산기까지 있어서 꼼짝없이 자리보전하고 누워서 지낸다고 합니다. 이런저런 위로와 영양수액제 주사를 놓아주고 퇴근한 신랑이 오기를 기다리는데 퇴근한 신랑이 저녁상을 마주하고는 입덧 이야기를 합니다.

"입덧을 이 사람만 하는 게 아니라 저도 한답니다."

냄새에 예민해지고 구역질이 나서 아무거나 잘 먹을 수가 없다는 이야기였지요.

원래 입덧은 태아를 보호하기 위하여 임신초기 3~4개월까지 세포가 왕성하게 생성되고 성장될 때 태아에게 위해가 될 것을 함부로 먹지 말라는 뜻으로 예민해지고 속이 불편하게 생리적으로 만들어 놓으신 것입니다.

아프리카 민족 중에 쿠베이드란 민족이 있는데 부인이 임신, 출산, 산욕기에 있는 동안 병리적인 원인 없이 그 남편이 부인이 겪는 것과 비슷한 신체적 심리적 증상을 겪는 현상을 '쿠베이드 증후군'이라고 합니다. 부부 일심동체를 이보다 더 잘 나타내는 말이 어디 있을까요?

특히 기 수련을 하는 사람들은 사물과 타인의 기운을 체크해 볼 수도 있는데 감정이입은 물론 환부의 통증까지 고스란히 전달되는 경험도 쉽게 합니다.

몸과 마음이 둘이 아니고 하나이며 너와 내가 둘이 아니라 하나라는 것을 이보다 실감 나게 느낄 수는 없을 것입니다. 그런데 이 기운이라는 것은 성적으로 가까울 때 혹은 친밀하고 다정한 사이일 때 둘 사이에 더 잘 흐르게 됩니다.

가령 부부 사이나 모녀 사이, 부자지간, 이런 혈연관계에선 당연하고 누군가를 진심으로 안타깝게 생각할 때도 나의 기운이 상대방에게 흐르게 되는 것입니다. 즉 기운의 상호 교류가 일어나게 됩니다.

집 안에는 특히 안방에는 부부만의 기운이 흐릅니다. 수련 단계가 높은 부부라면 그 집에 감도는 기운도 상당한 기운입니다.

조화를 이루기 위해 기운을 공유하는 것을 부부 일심동기라고 말할 수 있습니다.

17 영혼은 어디서 살고 있나

레바논의 시인 칼릴 지브란의 글은 젊은 날의 나에게 신선한 충격으로 다가왔는데 그중에 기억에 남는 구절이 있습니다.

"피아니스트의 영혼은 손가락 끝에 살고 발레리나의 영혼은 발가락 끝에 살고 있는 것이 아닐까?" 하는 재미난 글귀가 잊히지 않습니다. 우리가 혼신의 힘을 다하여 무슨 일인가에 집중할 때 칼릴 지브란은 시적인 표현으로 영혼이 살고 있는 영역이라는 말을 하였습니다.

그렇다면 수술하는 의사의 영혼은 메스 끝에 있는 것일까요? 아니면 의사의 손끝에 있는 것일까요?

새벽 미명에 잠에서 깨어날 때 나는 간간이 물안개처럼 자욱한 통증을 가슴에 느끼곤 하는데 그런 날은 여척 없이 일과 중에 안 좋은 일들이 생겨서 실제로 가슴앓이하게 되곤 합니다.

그날 다가올 불길함을 마치도 리트머스시험지처럼 예민하게 느끼기에 나는 누군가 "사람이 반은 귀신이다"라고 한 말에 공감합니다.

그렇다면 칼릴 지브란의 표현대로 나의 영혼은 바로 거기 오목가슴에 살고 있는 것일까? 하는 생각을 해봅니다.

심장을 보자기처럼 싸고 있는 심포경의 이상증세일지도 모른다는 한의학적 견해도 있습니다만 오랜 시간 나만의 특이한 체질처럼 여기며 살다가 대학병원에 가서 여러 검사를 받아보기로 하였습니다.

심장근육에 혈액을 공급하는 혈관에 이상이 있을지도 모르겠다던 우려와 달리 아무런 이상이 없다는 말씀이시며 어떤 때 심한 스트레스로 관상동맥이 경련을 일으키는 게 아닌가 생각한다고 교수님은 말씀하시더군요. 부정맥도 있으나 그리 심각한 문제는 아니라고 하십니다.

24시간 심장 활동을 감시하는 홀터나 24시간 혈압을 재는 검사도 특이사항이 없고 간간이 머릿속이 아득해지는 느낌으로 뇌 MRI도 촬영하였지만 별 이상이 없다고 하니 참으로 감사한 일입니다.

젊었을 때는 첫 차를 뽑아서 운전하며 행복함을 느끼고, 처음으로 집을 사서 쓸고 닦으며 행복하였고, 아기를 키우며 아기 미소가 나를 행복하게 하였던 것 같습니다. 그러나 노년을 바라보며 이제는 심장을 울렁거리며 흥분하게 될 일이 또 있을까? 싶을 만큼 세상사가 모두 심드렁해진 것만 같습니다.

행복을 어디에서 느끼나 생각해 봅니다. 비 온 뒤의 상큼한 공기를 깊이 들이마시며 여기까지 걸어오도록 보살펴주신 은혜와 공기, 물, 햇빛 등등 거저 받은 모든 은혜에 감사하고, 연두에서 초록으로 짙어가는 나무 색깔을 보며 나무 잎사귀를 쓰다듬는 미풍을 느끼며 대주재자의 손길을 봅니다.

담장에 가득 핀 붉은 장미의 은은한 향기를 맡으며 잔잔한 인생의 행복을 느낍니다. 빈 마당에 쏟아지는 햇살도 아까워하셨던 돌아가신 내 어머니를 생각하며 오늘 아직 여기 살아 있음에 감사함을 느낍니다.

완숙해 가는 과일 같은 영혼의 달콤함을 풍기는 노년을 보내고 싶습니다.

– 창조문학 신인문학상 수상(2018년)

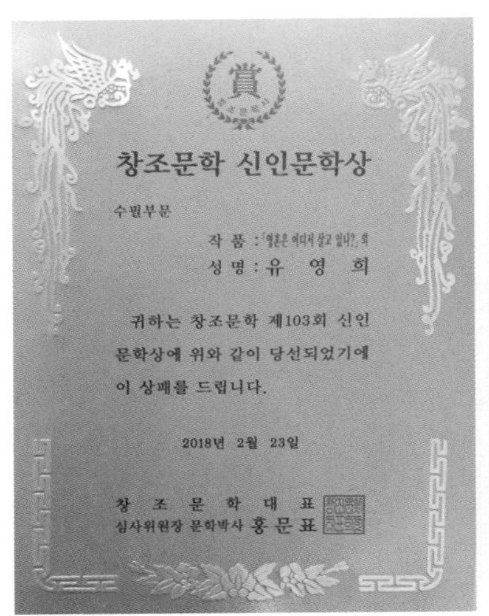
창조문학 신인문학상

수필부문

작 품 : 「영혼은 어디서 살고 있나?」 외

성명 : 유 영 희

귀하는 창조문학 제103회 신인문학상에 위와 같이 당선되었기에 이 상패를 드립니다.

2018년 2월 23일

창 조 문 학 대 표

심사위원장 문학박사 홍 문 표

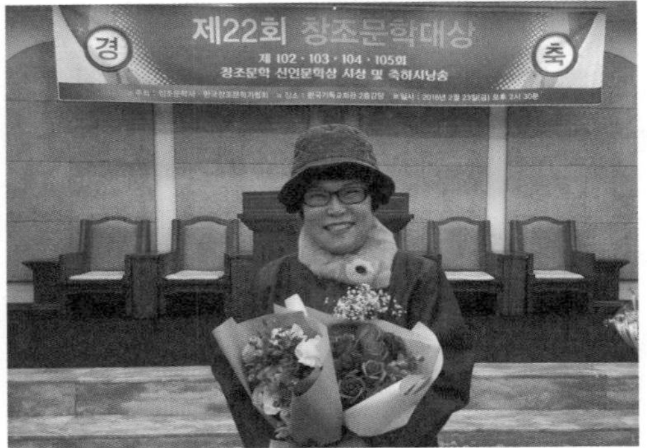

18 명품조산사

저는 1977년에 조산사 면허를 취득하고 외길을 걸어 오늘에 이르렀으니 한국에 몇 안 남은 개업조산사 중 한 명이며 40년 임상 경력자입니다.

가끔 조산사와 조무사를 혼동하는 사람을 보는데 그 숫자가 적어서 잘 알지 못하니 그럴 수도 있겠다 싶습니다. 조산사는 간호사 면허소지자가 조산사 훈련병원에서 1년간 공부한 뒤 국가고시를 거쳐서 조산사 면허를 받습니다.

조산사가 되면 병원 분만실이나 신생아실에서 일하거나 보건소 등 지역사회에서 봉사하며 독자적으로 개업하여 분만을 개조하고 임산부 교육을 하며 산모에게 모유수유와 육아지도를 하고 요람에서 무덤까지 여성들의 건강상담을 해줄 수 있는 의료인으로서 간호영역 중에서 유일하게 의료기관을 개설하여 독자적 행보가 가능한 전문직업인입니다.

저는 오래 조산사 일을 하다 보니 저의 역할을 좀 더 충실히 잘해내기 위해 출산준비 교육자 과정을 공부하였고 임산부에게 자연분만을 위한 몸만들기를 잘 가르치기 위해 요가지도자 과정을 이수하였습니다.

요가지도자 시험 과정 중에는 물구나무를 서서 2분 버티기가 있는데 그 동작을 무한 연습하던 중 삐끗하고 다친 경추가 오랜 시간이 흐른 지금 한쪽 팔이 저린 이유가 아닐까, 하고 인과관계를 생각해보기도 합니다.

태중에서 생명이 조성될 때 태내 환경이 중요하다는 생각으로 태교지도자 과정을 공부하고 임부에게 명상과 호흡을 가르치며 단전호흡수련을 십여 년간 수행하였습니다. 모유수유 전문가 과정을 공부하였으며 심리상담사 과정을 공부하였고 태몽의 신비함과 이해를 위해 꿈에 대한 강좌를 두 학기 듣기도 하였습니다. 돌아보면 쉼 없이 어딘가에 속해서 무언가 공부하면서 목표를 향해 끊임없이 저의 길을 걸었습니다.

우리네 술도 담은 지 40년 묵으면 진귀한 명주라고 하는데 하물며 한 분야의 40년 경력자이자 한국 내 얼마 안 되는 조산사 중 한 명인 저는, 저의 정체성을 당당하게 한국의 명품조산사라고 하고 싶습니다.

의료보험 확대 실시 이후에 대부분 동네 조산소가 문을 닫고 그 수요가 줄어들면서 조산사를 키우는 수련병원들이 줄어들었고 조산사 숫자가 급감하기에 이르렀습니다.

비례해서 제왕절개 비율이 높아지면서 OECD 국가 중 1위에 올라 마치도 한국은 애도 못 낳는 엄살 많은 여자들만 사는 나라처럼 보이지만, 이면을 들여다보면 병원의 이윤추구를 위한 의사의 다그침과 자기결정을 못 하는 임산부 교육 부재가 큰 이유라는 것을 알 수 있습니다.

전문의 수련 중 정상분만 경험은 너무 적고 제왕절개 수술만 배우니 진통 중인 임부를 수술적응증으로 판단 내리기가 너무 쉽습니다.

21세기 들어 한국에는 산후조리원이 대거 생겨 통계에 의하면 전국 산후조리원 550개소 중에 의료인이 운영하는 조리원은 적었습니다. 핵가족화로 전통적인 가정의 형태 변화가 생기며 출산 후 산모와 신생아를 돌보는 일이 산후조리원의 주된 업무이나 보건복지부 조사에 의하면 반 정도가 간호사 등 의료인이 운영하고 나머지는 비의료인에 의해 운영되고 있는 것을 보았습니다. 출산 후 산모와 신생아를 돌보는 일을 마땅히 조산사들이 해야 함에도 불구하고 그 일을 하라고 국가가 면허를 준 조산사는 그 수가 불과 얼마 안 되어서 수도권 내에 산후조리원을 운영하는 조산사는 다섯 명이라는 통계를 보았습니다.

조산사의 숫자가 많은 나라일수록 의료 선진화의 대열에 서 있음을 볼 수 있으며 생명의 가치를 귀히 여기는 민도 높은 국가란 것을 알 수 있습니다.

모유수유 전문가 최고과정을 공부하며 마지막에 일본 연수 과정으로 견학을 간 적이 있습니다. 일본의 경우 간호대학 3학년이 되면 조산사 과정을 이수할 수 있어서 졸업 시 간호사와 조산사 양 면허소지자가 다수라고 들었습니다.

대부분의 의료선진국이 그러하듯이 산부인과나 신생아실에서는 조산사 면허가 없으면 일할 수 없고, 교육의 기회로 인하여 평균적인 여성들의 수준이 자연주의 출산과 모유수유에 대한 이해가 높으며, 개업조산원이 많고 제왕절개 비율이 낮으며, 지역사회에서 조산사는 대단히 존경받는 직업군에 속한다는 것이었습니다.

생명에 대한 경외심과 건강한 영혼의 소유자가 됨은 어려서부터 반복되는 교육과 아기를 잉태하기 전 부모교육의 일환으로 국가가 교육의 기회를 반복 부여해야 합니다.

이제는 국가가 사람 키우는 일의 중요성을 생각하고 백년지대계 국책사업으로 생명 교육에 좀 더 치중하였으면 좋겠습니다.

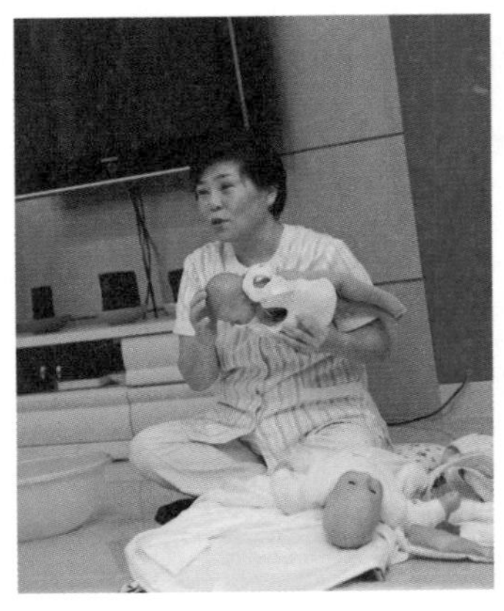

산모 교육하는 모습

19 장대에 달린 불뱀

오래전 간호학생 실습을 처음 나갔을 때 의사들 가운에 새겨진 뱀 모양 마크를 보고 의아하게 생각한 적이 있었습니다.

그 뱀은 장대 끝에 돌돌 감겨서 매달려 있는데 혀를 날름거리는 그 모양만으로도 너무 혐오스럽고 무서웠지요. 그 의미가 무엇인지는 곧 알게 되었지만, 오랜 세월이 지난 지금 뒤늦게 간호학 공부를 하는 딸이 병원 실습을 나간다며 나이팅게일 선서를 하니 그때의 기억이 납니다.

장대에 매달린 뱀 이야기는 구약성경에 나오는 말씀인데 이스라엘 민족의 완악함과 함께 그들을 향하신 하나님 사랑의 모습인 것입니다. 하나님의 한없는 자비로우심은 우리 민족에게 와 나 개인의 삶에도 개입되어 있음을 새삼 깨닫게 됩니다.

구약성서 출애굽기에는 온갖 고난과 역경 끝에 요셉이 그 나라의 총리로 발탁된 뒤 그의 가족이 이민을 갑니다. 이민 초기에는 그 숫자도 미미하고 총리의 직계가족이라는 신분으로 인하여 귀한 대접을 받았지만, 세월이 흘러 그 숫자가 거대한 민족으로 늘어나면서 요셉을 모르는 왕이 위협을 느껴 이스라엘을 탄압하기 시작했습니다. 그들은 노예로 전락 되었고 430년간 종살이하던 이스라엘의 원성이 점차 높아져 하늘에 닿자 하나님의 그들을 해방시키기 위한 프로젝트가 펼쳐집니다. 성서의 출애굽기는 민족지도자 모세를 들어 사용하시면서 하나님이 이스라엘 민족을 애굽 땅에서 탈출시키는 길고 긴 여정인 것입니다.

그들은 이미 홍해 바다를 건너는 영적 세례의 체험을 한 민족이었으나 은혜를 깨닫는 성숙한 모습은커녕 철없는 자녀와도 같이 끝없이 불평하며 보챕니다. 오랜 세월을 노예로 살던 이스라엘 민족은 자유를 찾아 나선 긴 여정에서 수시로 불평불만 하며 하나님을 원망하고 지도자에게 대듭니다. 애굽에서 종살이하던 때는 최소한 먹을 것 걱정은 하지 않았다는 등 이제라도 애굽으로 되돌아가자는 억장이 무너지는 말을 하는 철딱서니 없는 백성이었습니다.

하나님은 그들을 위해 아침 해가 뜨기 전에 만나를 내려주시고, 고기가 먹고 싶다고 불평하면 동풍을 불게 하사 메추라기 떼를 보내주시며, 목이 마르다고 원망하자 모세를 시켜 지팡이로 바위를 치니 지하수가 샘솟게 하십니다.

열흘이면 건너갈 바란 광야를 하나님은 이스라엘 민족성의 영적 개조를 위하여 40년간 헤매게 하십니다. 깊이 뿌리 박힌 노예근성을 바꾸는 데는 긴 시간이 필요한 것이었습니다.

우리 인생에도 이와 같은 광야의 시간이 지나갑니다. 그러나 이 광야의 시간 또한 기필코 지나가고 마는 것입니다. 전능자 앞에 단독자로 납작 엎드려 혈혈단신 기다리는 인내의 시간이 필요한 것입니다.

종합선물 세트 같은 온갖 시련 가운데 하나로 그들은 사막의 불뱀 습격을 받게 됩니다. 길이가 짤막한 작은 불뱀이 모래 속에 숨어 머리만 모래 밖으로 내밀고 있다가 지나가는 사람을 물면 그 독으로 인하여 즉시 죽게 되는데, 물려 죽는 사람이 많자 공포로 인하여 하나님 원망과 지도자 모세에 대한 원망이 높아졌습니다.

그 지역에서 불뱀의 총동창회를 소집하였는지 하루에 2만 4천 명이 뱀에게 물려 죽자 살려달라고 엎드려 간구하는 모세에게 하나님은 비방을 알려주십니다. 구리로 뱀의 형상을 만들어 장대에 감아 높이 들어 올려 뱀에게 물린 사람들이 그걸 바라보게 하는 처방인 것입니다.

말씀에 순종하자 정말 희한하게도 죽을 사람이 살아나는 기적이 일어나고 이것은 신약시대 예수님께서 십자가에 달려서 높이 들리는 사건의 예표가 되는 것입니다.

신약과 구약은 어딘가에 서로 짝이 있다고 합니다. 구약시대에 뱀에게 물려 죽어가는 사람이 살아나는 기적이 신약시대에는 십자가의 예수를 바라봄으로 영적 생명을 보장받는 것입니다.

일제 강점 하에 36년간 피지배 민족이었던 우리는 이스라엘 민족의 고난에 비하면 사실 아무것도 아닐 수 있습니다. 36년 대 430년.

그들은 430년 종살이뿐만이 아닙니다. 이스라엘의 긴긴 고난의 역사와 근현대사를 보면 '왜 하나님은 이스라엘을 선택하셨을까?' 하는 생각이 듭니다. 고난받는 약자의 편에 서기를 좋아하시는 그분의 성품인가요?

우리 역시 한국전쟁으로 동족상잔의 비극을 겪으며 무수히 죽고 그 후 70년 분단국가로 고통을 당하면서 오늘 이제 여기까지 왔습니다. 숨 가쁜 북핵의 위기 속에 오히려 위기가 기회가 되지 않을까 하는 통일의 희망이 잉태되는 순간입니다.

모진 고난을 당하며 쓰러지지 않고 오뚝이처럼 일어나서 걸어가는 이 민족을 축복하시고 하나님이 들어서 사용하시리라는 희망에 차게 됩니다.

이제 병원이라는 새로운 광야에 발을 들여놓는 딸에게 모래 속에 숨은 독사의 머리를 피해 가는 지혜와 놀라운 영의 세계에 눈뜨고 생명의 역사에 쓰임 받는 하나님의 도구로서 창조주의 은혜와 영광을 노래하는 인생이 되기를 빌어 마지않습니다.

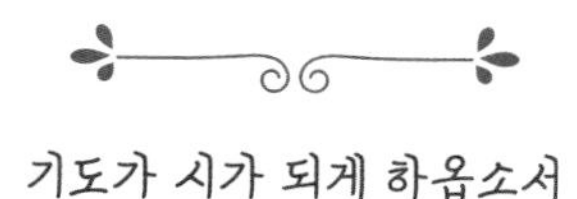

기도가 시가 되게 하옵소서

- 유영희

주님
이 가을에 시를 쓰게 하옵소서
가장 아름다운 언어로
시를 쓰게 하옵소서

금실 은실 천상의 언어로 직조하되
내 팔을 사용하여 써 주시옵소서

하늘과 땅 사이 가득한 영광
형체를 갖춘 언어로
주님 영광을 나타내게 하시옵소서

진주보다 고운
백합보다 순결한
장미의 향기 속에
주님 숨결을 느끼게 하시옵소서

20 젖 먹여 아기 키우기

보미가 6개월째 완전 모유수유로 승호를 키우고 있는데 승호 젖 먹이는 게 너무 행복하고 승호가 사랑스러워서 영원히 젖을 주고 싶다고 말했을 때, 모유수유 초기 유선염으로 고통스러워 젖을 떼고 싶다고 울상을 짓던 보미 얼굴이 떠올라 나는 웃음이 나왔습니다. 정말 뜻밖이었어요.

모유분비는 모계유전 성향이 높은데 돌아가신 친정엄마가 내게 늘 "너는 젖이 없어서 그 옛날에 비락우유를 먹여 너를 키웠다"라고 입버릇처럼 말씀하셨고, 나 역시도 젖이 안 나와서 보미를 분유로 키웠습니다. 그런데 보미는 젖이 많아서, 조리원의 젖 없어서 애가 타는 조산아 낳은 부모는 인큐베이터에 젖을 갖다주어야 하는데 겨우 10~20cc 담긴 병을 보며 한숨지을 때, 그들에게 150cc 젖 선물도 하는 등 넘치는 젖과 넘치는 인정으로 나를 놀라게 합니다.

유전자나 무슨 법칙, 이런 것도 하나님께서 사랑하시고 축복하시기로 예정된 자에게는 다 소용없는 룰인 모양입니다. 보미가 얼마나 하나님 사랑을 받으며 자랐는지를 알기에 보미의 출산과 승호에게까지도 개입하시고 사랑하시는 하나님 손길을 느낍니다.

돌이 될 때까지는 젖을 먹이기를 권하는데 이가 나기 시작하면 이것저것 이유식을 하지만 그래도 기본은 부드러운 유방에서 마음껏 배를 불리며 엄마의 사랑을 먹고 질병에 대한 면역력을 얻고 세상을 잘 살아나갈 자신감과 사랑할 능력을 얻는 것입니다.

나는 그렇게 못하였지만 내가 산모들에게 늘 교육하는 대로 내 딸은 완모하며 행복해하는 모습이 큰 만족감으로 다가옵니다.

작은 들꽃도 최선을 다해서 꽃을 피우듯이 각자의 인생에게도 세상을 살며 감당할 사명이 있다고 생각합니다. 작은 파뿌리 하나라도 누군가에게 베푼다면 그것이 그의 사명일 것입니다. 사업을 일으켜 돈을 벌어 직원들에게 월급을 주고 여러 가족을 먹여 살린다면 그 또한 엄청난 사명을 감당하는 중인 것입니다.

육신의 빵을 먹이는 자가 존재하듯이 하늘 양식을 먹이는 분들 또한 고귀한 사명을 감당하는 것입니다. 사람에게 사명이 있듯이 신체 부위도 사명이 있습니다.

자궁이 생명을 품어 열 달간 길러 세상에 내려놓듯이 유방 또한 젖을 내어 생명을 키울 사명이 있는 것입니다. 한 번도 젖을 먹여본 적 없는 수녀나 비구니에게 유방암이 많이 발생한다는 것을 아십니까?

요즘 젊은 여성들에게 자궁경부암 발생률이 높다는 통계와 뉴스를 보았는데, 생명을 품어 지구에 내려놓을 자궁의 사명을 망각한 채 너무 이른 나이에 시작한 무분별한 섹스와 바뀌는 섹스파트너로 인한 바이러스 감염이 자궁경부암의 원인인 것입니다.

모든 암의 원인이 아직 그리 명확하게 밝혀진 것이 없다고는 하지만 대부분 추정하는 원인은 있으며 우리는 그것을 인지하며 예방대책을 세우지요.

유방암에 걸릴까 봐 멀쩡한 유방을 미리 절제하고 그걸 화제 삼고 어린 여자아이들에게 자궁경부암 백신주사 맞히기를 교육하기보다는 생명에 대한 교육과 생명이 어떻게 순환하며 지구 위에 잠시 머물다 가는지 세상의 순리를 가르치고, 잠시 머물고 떠날 지구상에 과연 무엇을 남기고 떠나가야 하는지, 백지 같은 내 인생에 과연 어떤 그림을 그리는 게 좋을지를 생각하게 하고 가르치는 것이 우선이 아닐까 생각해봅니다.

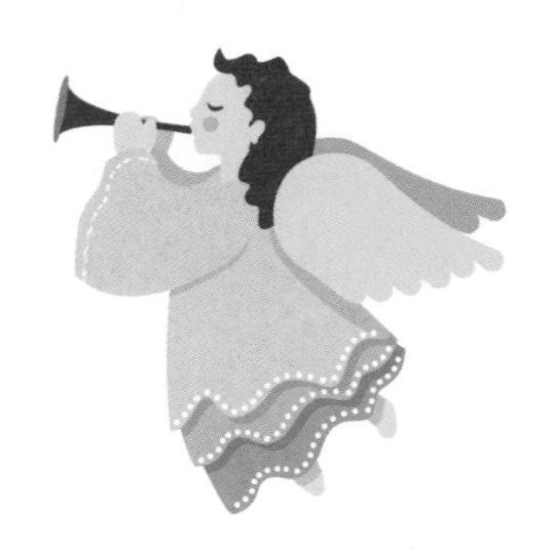

21 두 번째 가정분만의 편안함

중랑구 어느 조용한 아파트 거실에서
건강하고 귀여운 여자아기가 태어났어요.
5년 전 가정분만으로 태어난 첫아이가
너무 성격도 좋고 의젓한 것이
평화롭게 가정분만을 해서 그렇다고 여겨
두 번째 출산을 의뢰하였습니다.
첫 호흡이 시작될 때 평화로움이 중요하다고 여긴 거죠.

산모는
열상도 없이 출혈도 없이
너무나 조용하고 평화롭게 출산을 마쳤고
지구별에 안착한 천사님은 목욕하고
첫 젖을 먹으며 아빠의 축복 메시지를 듣고 있습니다.
건강하고 예쁘게 가족의 사랑을 많이 받으면서 살자는 덕담입니다.

보는 이 모두의 기쁨이 되기를 축원합니다.

출산이 일상생활의 한 부분일 뿐인 가족의 축제였습니다.

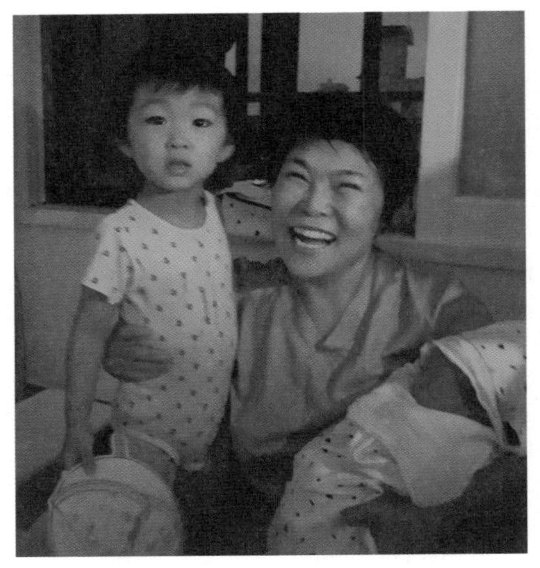

둘째 아기 출산 후에 형이 동생에게 선물 주는 모습

22 '첫단추산후조리원' 창경궁점 신생아실에는

'첫단추산후조리원' 창경궁점 신생아실에는 다둥이들이 많습니다.

지난 2월에는 한 번에 세 쌍둥이 3명, 두 쌍둥이 3명이 겹쳐 있었던 적도 있었는데 산모 숫자보다 아가들이 훨씬 많아서 첫단추 창경궁점이 생긴 이래 첫 기록이라 할 수 있었습니다.

한 다둥이팀은 1.6kg, 1.7kg, 1.9kg 몸무게의 세 아가였습니다. 보통의 조리원은 2.5kg 미만의 아기 입실을 꺼립니다. 미숙아는 모든 장기의 미성숙으로 돌보기가 매우 조심스럽기 때문입니다. 다행히 이 아기들은 폐의 성숙이 잘되어 있어 호흡에는 별문제 없이 소화도 잘되어 몸무게만 적은 채로 잘 여물어서 조리원에 들어왔습니다.

배 속에 있을 적에는 아가들이 밥 한 그릇을 셋이서 나눠 먹고 좁은 집에서 끼어 살다가 세상에 나왔으니 먹여주는 대로 잘 먹고 무럭무럭 자라납니다.

서울대병원에서 회진 오는 소아과 의사는 마치 여기가 서울대병원 부설 산후조리원 같다고 말합니다. 서울대병원 바로 길 건너에 있으니 출산한 산모들이 첫단추 조리원으로 간다고 하면 의사들이 안심하기도 하며 실제로 잘 자라는 아기들을 보며 고맙게도 대학병원 신생아실보다 여기가 더 아기를 잘 키운다고 자랑스럽다고 말씀하시기도 합니다.

요사이 만혼에다 초산모의 나이가 많으며 자연임신보다 의학기술에 의존한 임신이 많다 보니 쌍둥이가 많은데, 세포분열은 맘대로 안되더라는 시험관 시술 의사의 변처럼 생명이 자라나는 것이야말로 신의 영역이니 인간이 어찌하겠습니까? 이처럼 어렵게 임신하였기에 대부분 고위험 산모로 분류가 됩니다.

지방에서 출산을 위해 서울대병원으로 전원을 하기도 하고 태아의 이상을 미리 발견한 경우에는 출산 후에 할 신생아 수술을 위해서 전원을 선택하기도 합니다. 분당 서울대병원 의사인 어느 아빠도 신생아 수술을 위해 이곳 혜화동 서울대병원으로 전원하여 출산하고 우리 조리원에 머무르는 경우도 있었습니다. 신생아 수술은 여기 혜화동 서울대병원이 최고라는 것이죠. 서울대병원에서 근무하는 의사, 간호사가 조리원 복도에서 서로 마주치며 인사하는 경우도 흔합니다. 산모 수술뿐만 아니라 신생아 수술도 역시 우리나라 최고인 서울대학교 병원입니다.

제 딸인 보미의 친구 민경이도 일산에 사는데 어렵게 쌍둥이를 임신하고 출산을 서울대병원으로 정하고 우리 조리원을 예약하였습니다. 만약의 경우를 생각하라는 경험자의 충고를 받아들였는데 경험자인 보미의 충고가 정확하게 맞았습니다.

쌍태인 경우 40주를 채워서 출산하기가 매우 힘이 드는데 민경 역시도 32주가 채 안 되어 양수가 터지면서 출산하게 되었고 두 아기를 병원 인큐베이터에 둔 채 엄마만 조리원에 입실하였습니다. 몸을 추스르면서 모유를 짜서 병원에 매일 갖다주는데 안타깝기가 그지없었습니다. 처음에는 위에다 고정시킨 튜브를 통해 1cc씩 모유를 주다가 고비를 넘기고 차차 자라나면서 우유병으로 먹게 되고 소화도 잘 시키니 3주 만에 퇴원해서 조리원으로 왔습니다.

몸무게 2kg 정도로 조리원에 와서 두 아기는 이런저런 시간을 거치면서 무럭무럭 자라 3kg 가까이 되어 집으로 갔는데, 추후 관찰 결과 한 아이의 시신경이 더 이상 자라지 않아 실명의 위기에 놓이게 되어 안과 수술을 위해 서울대병원에 다시 입원하게 되었습니다. 이런 경우는 드물어서 1% 미만이라고 하지만 나의 경우가 된다면 100%에 해당한다고 할 수 있겠습니다.

아기가 둘이니 수술 전날 산모가 수술받을 아기만 데리고 병원에 입원하고 수술 후에는 신생아 중환자실로 가야만 하니, 그동안은 부산에 계신 외할머니가 올라오셔서 또 한 명의 아기를 돌보아 주어야 하는데 우리 조리원 가족실에서 지내시도록 편의를 제공하였습니다.

병원 앞에 호텔을 잡을까도 생각했는데 아기 목욕시키고 젖병 삶고 아기 빨래하고 식사 해결하면서 병원 다닐 일이 보통 문제가 아니더랍니다. 매일 한동안 병원과 조리원을 오고 갈 딸과 사위를 애처롭게 바라보면서 안타까워하십니다.

수술과 힘든 육아로 산모가 너무 지치지 않기를, 안과 수술이 잘 끝나고 아가들이 건강하게 잘 자라기를 기도합니다.

보미도 쌍둥이를 임신하였었는데 24주경 이유도 모른 채 그중 한 명이 하늘로 돌아가서 너무 큰 비통함에 잠겨 있었었습니다.

옆에서 놀던 형제가 더 이상 움직이지도 않고 놀아주지도 않고 점점 도태되니 태중의 승호가 어리둥절한 채 얼마나 두려웠을까 생각해 봅니다. 영혼의 상처 가 혹시 있었다면 속 깊은 깨달음을 이미 터득한 아이로 자라나는 계기가 되길 바라보며 인간실존의 슬픔과 외로움을 일찍 경험하였구나, 하는 생각이 듭니다.

큰집에 혼자 살게 된 승호는 이리저리 마음껏 돌아다니다가 38주에 양수가 터지면서 급하게 병원에 갔는데 출산 시 머리가 선진부가 되어야 하는데 탯줄이 머리 앞으로 먼저 빠지는 제대탈출로 응급 제왕절개 수술을 하여 세상 빛을 보게 되었습니다. 그 긴박함이 마치도 007작전을 방불케 하는 일이었습니다.

서울대병원이었기에 더구나 마침 전종관 교수님이 그 시간에 거기 계셨기에 가능한 일이었습니다. 정말로 천운이었습니다. 만약… 하는 최악의 경우를 상상만 해도 몸서리가 쳐지고 저절로 고개를 숙여 '감사합니다'를 고백하게 됩니다.

모든 생명의 주관자는 하늘이시며 거기까지만 살아보고 하늘로 돌아가기로 결정한 이유를 우리는 이해할 수 없지만, 생명을 세상에 내려놓고 자식을 키우는 모든 부모가 하나님 동업자라는 생각을 하게 됩니다. 생명을 이 땅에 내려놓고 키우면서 부모님의 마음을 이해하고 하늘의 이치를 조금 깨닫게 되기 때문입니다.

지난해 결혼과 출산율이 사상 최악이며 곧 인구절벽이 올 거라는 저출산 시대의 예고는 인간의 공부에 큰 재앙이 될 것이라는 생각이 듭니다.

또한 조리원을 운영하는 저에게 출산율 급감은 큰 위협이 되기도 합니다. 이제 대선을 앞두고 나는 이런 생각을 합니다.

'어서 아기를 낳기만 하세요!', '산후조리 국가가 책임집니다!', '아기도 나라에서 다 키워주고 교육도 다 시키겠습니다!', '사교육 필요 없습니다!'

라는 대선공약을 거는 후보가 어디 없을까 하고 두리번거리게 됩니다. 시대를 수술할 큰 의사가 절실하게 필요한 때입니다.

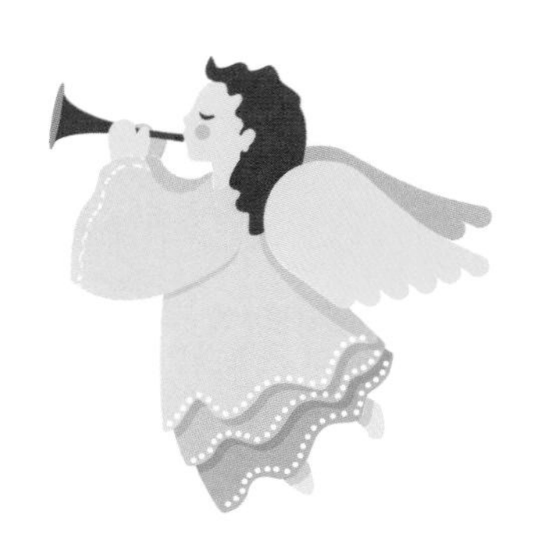

23 배려받은 아기가 배려할 줄 안다

장난감에 태엽을 감아 바닥에 내려놓으면 다 풀릴 때까지 같은 동작으로 혼자 움직이는 것을 볼 수 있습니다. 아기들이 밤마다 잠을 안 자고 놀아달라고 보채면 온 식구들이 교대로 아기를 안고 재우기 위해 몸살을 앓는데 산모가 임신 중 밤잠을 안 자고 영화나 게임을 즐기며 마지막 석 달을 보냈다면 세상에 태어난 아기도 배 속에서 감긴 태엽이 다 풀릴 때까지 밤잠을 안 자고 놀아달라고 당연히 보챕니다.

낮에는 잠에 취해서 먹는 것도 잊어버리고 밤이 되면 눈이 초롱초롱해지며 놀자고 할 때 혼자서 아기를 돌봐야 하는 산모들은 거의 패닉 상태가 될 만큼 힘이 듭니다.

배 속에서 아기는 엄마의 행동을 학습합니다. 아기에게 연결되는 세 가지 회로를 통해서 엄마의 모든 것을 흡수합니다. 심리적 연결을 통하여 공포의 감정이나 기쁨이 전달되며, 생리적 연결을 통하여 엄마가 먹는 음식이나 약물 등이 전달되며, 엄마의 행동적 방법이 학습

되어 일생에 걸쳐 영향을 줄 수가 있습니다.

밤에 잠 안 자는 아기를 위하여 목욕 요법을 소개하고자 합니다.

약간 뜨거운 목욕물을 준비한 후 아빠가 아가의 뒷목을 받쳐 지지해주고 엄마는 물속에서 베이비 요가를 시키면서 놀아줍니다. 엇둘엇둘~ 팔다리 움직여 운동시키고 눈 맞추고 즐겁게 놀아주며 흠뻑 아기 기운을 뺀 뒤에 옷을 갈아입혀 배불리 먹여놓으면 서너 시간은 아주 곤하게 잘 것입니다. 마치 어른들 사우나 다녀온 뒤 숙면을 취하듯이 말이지요.

밤낮이 바뀐 아가들은 보통 백일이면 바로 잡히는 것을 볼 수가 있는데 백일이 가까워 오면 '그래, 밤엔 자는 거야' 하고 스스로 깨닫게 됩니다.

내장된 생체시계가 작동하는 것입니다. 백일 안에 식사 습관도 바로잡아주세요. 한 번 먹일 때 충분히 먹인 후 그 외의 시간은 안아주고 놀아줍니다. 수유 간격을 늘려가면서 수유 양도 차츰 늘려가고 수유의 틀을 잡아갑니다. 밤중 수유도 자제시킵니다. 젖꼭지나 젖병을 물고 잠자는 버릇을 고쳐주세요.

잇몸 속에 아직 숨어 있는 치아의 싹이 썩어서 나올 수도 있기 때문에 자기 전에 보리차를 먹여서 입 안을 헹구게 하세요. 밤늦게 목욕시켜 배불리 먹여 재우면 아침까지 자고 혼자 일어나서도 부스럭대며 젖 줄 때까지 놀면서 기다려 주고 엄마가 기저귀 갈아주려고 다리를 들면 엉덩이를 들어 올리는 기특한 아이도 있습니다. 배 속에서 배려받은 아이가 남을 배려할 줄 압니다.

조카가 아기를 낳아서 가족 모임에 왔을 때 어른들 식사 시간에 혼자 보행기에 앉아 놀게 하는데 저도 먹고 싶은지 침을 흘리면서 바라보면서 기다리는 것을 보았습니다. 보채지도 않고 엄마를 기다리는데 정말 기특하였고 조카며느리가 아기를 다루는 모습에 감탄하였지요.

하나하나 눈을 맞추며 설명하고 논리적이고 절도 있는 행동을 가르치는데 마치 공주를 키우는 여왕처럼 아름답고 높은 품격이라고 생각한 적이 있습니다.

모름지기 콩 심은 데 콩 나고 팥 심은 데 팥 나지만 얼마나 튼실하고 알이 굵은 콩팥이 될 것인가는 농부의 정성이듯이, 자식 농사에 혼신을 다함이 늘그막에 부모에게는 훈장이 될 것입니다.

24 비취 이야기

그 아이의 이름은 '비취'라고 하였습니다.

진주, 수정 같은 이름처럼 어여쁜 그 여자아기의 이름을 비취라고 지었다고 하였습니다. IMF가 터진 해로 기억하는데 저는 하던 일을 잠시 쉬며 수련도장에 나가 종일 명상수련을 하고 지금껏 살아오던 세계에서 한 발짝 다른 세계로 들어가 몸도 마음도 편히 쉬며 느슨한 날들을 보내고 있었습니다.

어느 날 다니던 성당의 구역장인 대녀가 무료 가정분만을 의뢰하였습니다. 중국에서 온 교포 부부인데 남편이 한국에 와서 목사가 되기 위해 신학대에 입학하자 뒷바라지를 위해 부인이 밀항선을 타고 한국에 들어와 방을 얻어 함께 살고 있다고…. 부인은 식당에서 설거지하며 남편 뒷바라지를 하고 있는데 아이가 생겨 완전 난감해졌다는 것입니다. 의료보험증이 없었고 일반으로 병원 분만비를 내기에는 너무 부담되니 무료로 가정분만을 해줄 수 없겠느냐는 것이었습니다.

목사가 되기 위해 어려운 길을 선택한 부부를 생각하니 그 상황이 딱하게 느껴졌고, 그래서 나는 그 부부를 돕기로 마음먹었습니다. 친정 막냇동생이 러시아에 선교사로 나가 있어서, 선교사의 생활이 얼마나 고생스러운지 잘 알고 있었거든요. 산모를 꼼꼼히 진료해보니 다행히도 특별한 이상이 없었고, 그래서 무료 가정분만을 수락하였습니다. 그때는 핸드폰이 없던 시절이라 집 전화와 함께 내가 갈 만한 곳 전화번호를 모두 일러주고 진통이 오면 연락하라고 하였습니다.

얼마 지나지 않아 어느 날 새벽 진통이 온다고 연락이 왔습니다. 부랴부랴 달려가 진찰을 해보니 그날 중으로 아기가 나올 것 같았습니다. 같은 동네 사람이었으므로 다시 집으로 돌아와 도시락을 싸서 딸아이를 학교에 보내고 분만 도구를 소독하는 등 이것저것을 챙겨 대녀와 함께 다시 그 집으로 갔습니다.

조용히 진통하며 알려주는 대로 호흡하며 서너 시간 만에 순조롭게 산문이 열려 얼마 후 아기가 세상에 나왔습니다.

회음부 열상도 없이, 출혈도 하나 없이, 고스란히 어여쁜 딸아이가 태어나서일까요? 가쁜 숨을 몰아쉬며 울지도 않고 어리둥절한 표정으로 나를 바라보는데 이게 웬일입니까, 아이의 팔 하나가 없었습니다. 소시지 묶은 것처럼 왼팔이 어깨에서부터 아예 없는 것이었습니다.

돌아누울 공간도 없는 좁은 쪽방에서 산모는 신음소리 한번 내지 않고 조용히 아이를 낳고 아기 아빠는 마당에 서성이며 아기 울음소리를 기다리는데 나는 아기를 받아 놓고 난감함에 빠져서 잠시 머릿속으로 온갖 생각을 다 하였습니다. 탯줄을 자르고 목욕시켜서 엄마 젖을 물려주어야 하는데 아주 작은 방이어서 엄마는 다 보일 텐데 이걸 어떻게 설명해야 하나, 도무지 생각이 나지 않았습니다.

당황해하는 나 때문이었을까요? 무언가 이상한 낌새를 눈치챈 산모가 왜 그러느냐고 물어왔습니다. 할 수 없이 나는 더듬거리며 자초지종을 이야기하였습니다. 아가의 팔 하나가 없는 것이 마치 내 잘못인 양 미안해하며 보여주자 산모는 조용히 입을 다문 채 표정 하나도 변하지 않고 있다가 아기 생명에는 지장이 없겠는지 묻는 것이었습니다.

마당에 서 있던 아빠도 불러서 사실을 이야기하였습니다. 그들 부부는 잠시 망연히 생각에 잠겨 있다가 하나님의 영광을 위하여, 라며 나름대로 상황을 해석하고 결론을 내리는 듯하였습니다. 그것이 대륙적인 기질인지 어떤지는 모르겠지만 한국의 부모라면 어땠을까요? 마음속으로 감탄하며 우리나라 산모와 비교해 보았습니다. 그들만의 억압된 채 감정을 숨기고 살았던 폐쇄성일까요? 관점을 크게 바라보는 사고방식의 차이점일까요? 아무튼 우리나라 산모와 많이 달라서 울고불고하는 산모와 어쩌면 기절해서 나를 더 당황스럽게 만들지는 않았을까 하는 생각을 해보았습니다. 산전 진찰을 받으며 아기가 기형인 줄 알았으면 어쩌면 아기는 세상에 태어나지 못하였을지도 모르겠습니다.

기형의 원인이 무엇일까? 내 나름대로 원인을 유추해보느라고 한동안 머릿속이 복잡하였습니다. 1950년대 독일에서 만들어 전 세계에 입덧약으로 팔린 탈리도마이드라는 약의 부작용이 이처럼 팔다리가 극단적으로 짧은 일명 물개다리 기형을 만들었습니다. 유럽과 미국에 커다란 충격을 준 인류 최대의 이 약화사건은 그 아이들이 커서 집단생활을 하는 것이 다큐멘터리로 TV 방영된 것을 본 적이 있었습니다. 다행히 우리나라에는 수입이 안 되었던 약품이었습니다.

무엇이 아이의 팔을 이렇게 만든 것일까? 생각하고 또 생각하였습니다. 확실하지는 않아도 희미하게 원인으로 생각되는 것은 오염된 땅의 먹을거리 그리고 대기 중 중금속이 차곡차곡 몸 안에 쌓여서 빠져나가지 않고 정자와 난자가 만나 생명을 만들기 위해 수정란이 급격하게 세포분열이 일어날 때 오작동을 일으킨 것이 아닐까? 하고 생각하기에 이르렀습니다. 환경의 오염은 결국 우리의 생명을 위협하는 것입니다. 이즈음 늘어나는 생식기의 기형이나 이상 불임 문제 역시도 우리의 환경에서부터 되짚어 생각해보아야 하지 않을까, 하고 문제 제기해봅니다.

그 후 얼마 동안 동네에서 헌옷가지를 얻고 미역 등을 구해다가 가져다주며 아기 목욕을 시켜주고 산모를 살폈습니다. 미역국은 돼지비계로 끓여야 젖이 많이 나온다고, 그래야 분윳값이 안 든다고 하여 정육점에서 공짜로 얻어왔다고 좁은 부엌에 돼지 냄새가 진동하고 마당에는 수박껍질을 얇게 깎아서 말리곤 하였는데 반찬거리라고 하였습니다. 그렇게 알뜰살뜰 사는 것을 보았는데 일 년쯤 지났을 때 아이 아빠가 돌잔치를 한다며 초청하러 왔습니다.

장소는 뜻밖에도 어느 뷔페식당이었습니다. 교회의 교육전도사로 일하는 것이 어떤 생활인지 동생을 보며 익히 알던 나로서는 너무 쉽게 자본주의에 물들어버린 한 사람을 보는 것 같아 마음이 씁쓸하였습니다. 아이 아빠는 몇 년 뒤 목사 안수를 받고 인천에서 일하며 아이를 한 명 더 낳아서 귀국하였다는 소리를 들었습니다.

그 뒤 몇년 후 중국에서 전화가 왔습니다. 한 명의 자녀만 호적에 올리게 되어 있는 중국 법 때문에 학교 갈 나이가 다 된 비취보다 사지가 말짱한 동생을 호적에 올리려고 한다는 것이었습니다. 인천에서 낳은 아이를 내가 받은 걸로 출생증명서를 떼어 줄 수 있겠느냐는 부탁이었습니다. 부모로서 고민을 많이 한 후에 내린 결정이겠지만 호적이 없는 아이로 한 세상을 살아가야 하는 비취에게 가엾은 마음이 하염없이 들었습니다.

부탁을 들어주고 싶었지만, 사정상 그 부탁을 들어주지 못했고, 나는 늘 마음 한구석에 미안함이 있었습니다. 그런데 얼마 전 뉴스에서 이제 중국의 한 자녀 법이 없어졌다는 소식을 듣자 성년이 되어 있을 비취 생각이 났습니다. 비취가 호적이 있든 없든 교육을 받았든 안 받았든 간에 비취의 마음속에 작은 즐거움과 행복함을 간직한 따뜻한 사람으로 하나님의 영광을 위해 살아가길 축복해 봅니다.

– 『엄마들』 잡지(2016년 1월호)

25 007작전

"엄마, 아침에 분홍색 이슬이 비쳤어."

딸아이의 문자메시지가 날아왔습니다.

지난 12월 15일 아침 그러니까 딸아이가 출산예정일을 2주 남겨놓은 시점이었지요. 새 조리원으로 이사를 하고 정리하느라 힘들었나보다 하고 미안한 마음이 들었습니다. 결혼 2년이 다 되어가도록 어쩐 일인지 아기 소식이 없어서 두 사람 같이 병원 가서 한번 체크 해보라고 딸에게 권하였습니다. 그러고 나서 나는 돌아가신 친정엄마의 기일이라 엄마 아빠 두 분이 나란히 누워 계시는 전라도 임실 현충원에 친정 식구들과 가는 중이었지요.

차 안에서 딸의 전화를 받았는데 세상이 무너진 듯 큰소리로 엉엉 울며 검사 결과를 설명하고 있었습니다. 생리통으로 오랫동안 고생하던 딸은 자궁내막증으로 나팔관이 반 너머 막혀 있고 딸아이와 남편 둘 모두에게 문제점이 발견되었습니다. 그래서 차라리 빨리 결론을 내리는 것이 나을 것 같아 시험관아기 시술을 결정하게 되었습니다.

배란을 유도하는 호르몬 요법과 일련의 과정을 몹시 힘들어하며 감내하던 딸아이는 드디어 예쁘게 자란 배아를 자궁 내 이식하게 되었는데 회복실에 누워서 비몽사몽간에 천사의 방문을 맞이했다고 합니다. 밝은 빛에 둘러싸여 천사의 방문을 맞이했다는 기쁜 소식을 예감하며 '감사합니다'가 마음속으로 절로 터져 나오는 경험을 하였다고 합니다. 시험관 시술을 한 번에 성공한 것입니다.

수태고지를 위해 방문한 천사를 보고 감동받아 아기의 태명을 천사로 정하였습니다. 일주일 후 착상 여부 확인을 위해 다시 본 초음파에서 또 하나의 생명이 자라고 있음을 알게 되었는데 그 모양이 하트 모양이어서 두 번째 아기의 태명은 하트라고 지었습니다.

천사와 하트, 조금은 특이한 태명을 가진 쌍둥이와 기쁨 두 배 축복 두 배의 축하 인사를 받았으나 40주간 힘든 시간을 보내야 하는 딸 생각에 내 마음은 기쁘면서도 안쓰럽기 짝이 없었습니다. 배가 불

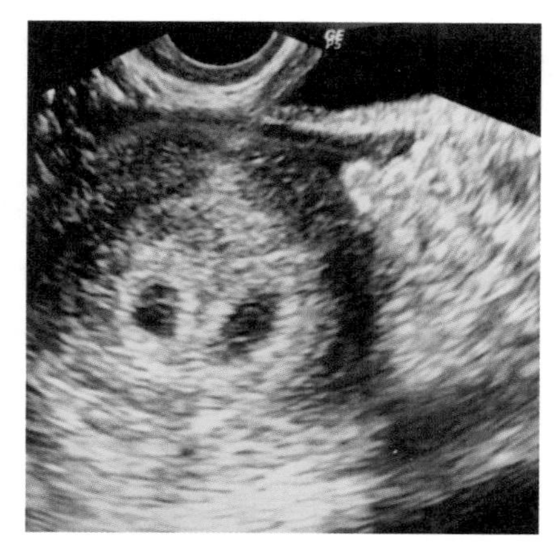

승호 착상 사진

러오면서 누워 자기도 힘들고 숨이 차서 힘든 시간을 보내야 하는 것을 알기에 눈에 안 보이는 내 딸의 자식보다는 눈앞의 내 딸 안위가 더 중요한 것이 모든 친정엄마의 마음일 것입니다.

열 달 동안의 우여곡절을 다 기록할 수는 없으나 24주쯤 쌍둥이 중 한 명이 심장이 뛰지 않고 멈춘 것을 알았습니다.

하트가 왜 거기까지만 살고 하늘로 돌아가기로 결정하였는지 이유를 알 수는 없으나 비통에 잠긴 딸의 슬픔에 나의 마음은 에이는 듯했습니다. 고통은 영적인 성장을 가져오고 인간의 내면을 확장시키는 계기가 되는 것인가요? 나는 딸을 위로하고 태중의 생명을 보호해주시기를 하나님께 청하는 기도문을 매일 아침 딸에게 써서 보냈습니다. 조금이라도 위로받고 함께 생명의 주인이신 하나님께 기도하자는 마음이었지요.

나 어릴 적 살던 우리 집 마당 한가운데는 깊은 두레박 우물이 있었습니다. 어머니는 새벽에 일어나자마자 두레박으로 우물물을 길어 올리셨습니다. 집에 세 들어 사는 사람들이 엄마보다 먼저 우물을 길어 올리는 것을 싫어하셨습니다. 어느 날 새벽 우연히 장독대에 서서 물 한 그릇 떠 놓고 두 손 모아 비는 엄마 모습을 보았습니다. 남편과 자식들을 위해 자신의 한계를 넘어서는 일에 천지신명께 간구하는 모습이 나의 뇌리에 박혔습니다.

어머니가 내 집 첫 우물을 길어 올리듯 나도 내 영혼의 정화수를 길어 올려 하나님께 새 생명을 지켜달라고 기도하였습니다. 하트가 떠난 뒤에 생긴 자궁수축이 조산으로 이어질까 봐 딸은 서울대병원으로 전원을 하였습니다. 주치의이신 전종관 교수님은 오랜 기간 조산사협회에서 강의도 해주시고 조산사에 대한 이해가 깊으신 훌륭하신 산부인과 의사이신데 이렇게 또 딸과 인연이 되어 깊은 감사의 고리로 연결되었습니다. 이슬이 비치고 불과 얼마 뒤 "양수가 터졌나 봐. 뜨거운 것이 줄줄 흘러나와…" 하며 다급한 목소리로 전화가 왔습니다. 오랜 시간 출산을 직접 담당하던 나는 평이한 목소리로 괜찮다고 안심시키고 아기 머리가 내려가서 입구를 막아 더 이상의 양수가 새지 않도록 서서 걸으라고 하였습니다.

"오늘 중에 천사가 태어날 거야. 너무 걱정하지 말고 자궁수축이 몇 분 간격으로 오는지 체크해"라고 하였습니다. 특별한 일이 없다면 자연분만과 모유수유를 하겠다며 야심차게 준비해온 딸이기에 오늘이 이제 디데이가 되나 보다 하고 여겼습니다.

엄마는 은행 볼일 보고 갈 테니 가방 싸고 준비하고 있으라 했는데 "오빠 오라고 해서 둘이 병원 가고 있으니 엄마는 천천히 병원으로 오면 돼" 하고 전화가 왔습니다. 신의 도우심은 거기서 끝이 아니고, 그날따라 딸은 아무것도 먹지 않아 텅 빈 위장으로 전신마취를 해야 하는 응급수술을 마쳤지만 아무런 문제가 없었습니다.

얼마 후 나는 아직 은행에 있는데 사위가 전화로 응급수술로 아기가 나와서 신생아 중환자실로 가고 딸은 아직 수술 중이라고 합니다. "왜?"라는 질문에 사위는 "아기 앞에 뭐가 있어서 위험하다는데요?"

라고만 말합니다. 전치태반? 그건 이미 아니라는 것을 알고 있었는데? "내가 금방 갈게"라고 대답하면서도 천사의 생명이 백척간두에서 있었던 사실을 몰랐었습니다.

쌍둥이가 살던 넓은 집에 혼자 살게 된 천사는 머리를 옆으로 혹은 위로 마음대로 위치 바꾸며 돌아다니다가 아직 출산 2주가 남은 시점에 골반에 진입 준비가 안 된 채 양수가 터진 것 같았습니다. 수축이 오면서 머리가 밀려 내려오고 머리 앞에 위치해 있던 탯줄이 머리보다 먼저 밖으로 빠져나가 머리로 탯줄을 눌렀던 것입니다. 제대탈출은 그리 흔한 일은 아니고 교과서에서 배우는 응급 케이스인 것입니다.

마침 그날 전종관 교수님이 외래 진료 보시는 날인 것도, 새벽이나 한밤중이 아닌 대낮인 것도, 첫 내진 시 제대탈출을 알아채신 것도, 007작전처럼 응급으로 25분 만에 아기가 나온 것도. 심지어 엘리베이터에 탄 사람들 모두 내리라고 하며 산모 머리를 낮춘 자세로 손으로 아기 머리를 밀어 올리며 탯줄로 전달되는 산소가 막히지 않도록 손을 못 빼고 수술실로 옮기고 여러 사람이 달려들어 이 사람은 산모 옷 벗기고 저 사람은 혈관 찾아서 주사 놓고 각종 모니터 주렁주렁 달고 인큐베이터 준비를 지시할 때 바로 준비된 것까지도 천운이었다고 말합니다. 출산 시 아프가 점수가 1분에 2점이었다고 합니다.

시커멓게 숨도 안 쉬고 축 늘어져서 이리저리 흔들리는 힘없는 천사가 눈앞에 그려졌습니다. 대기하던 의사들에게 집중 케어를 받으며 5분에 아프가 8점 그리고 무엇보다 뇌 초음파에서 이상소견 없다

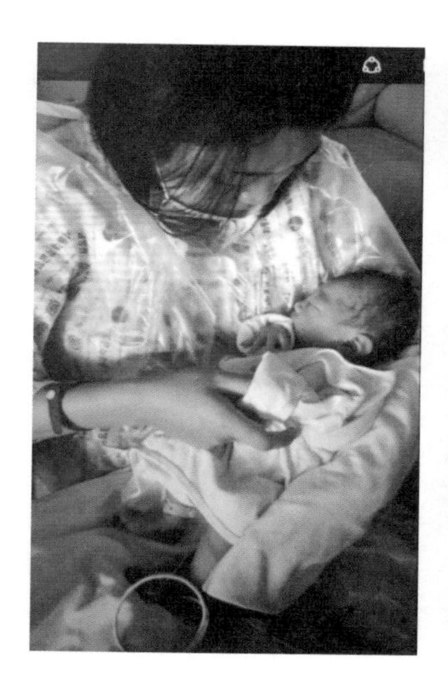
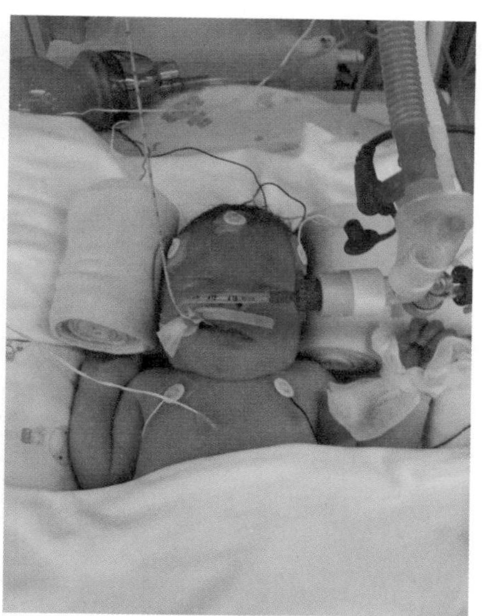

고 설명 들었을 때 온 우주에 감사하는 마음이 들어 생명의 주인이신 하나님께 무릎을 꿇지 않을 수가 없었습니다.

이제부터는 우리의 몫입니다. 건강하게 잘 키워서 하나님께 영광을 돌리는 자녀로 키우는 것과 나를 통해서 세상에 왔으나 나의 것이 아닌 하나님의 자녀임을 깨달아 최선을 다해 키우는 지혜가 있기를 바라며, 천사를 지키시기 위하여 졸지도 주무시지도 않는 하나님에 대한 신앙의 유산을 물려주는 부모로 내 딸이 살기를 기도해 봅니다.

–『엄마들』 잡지(2016년 2월호)

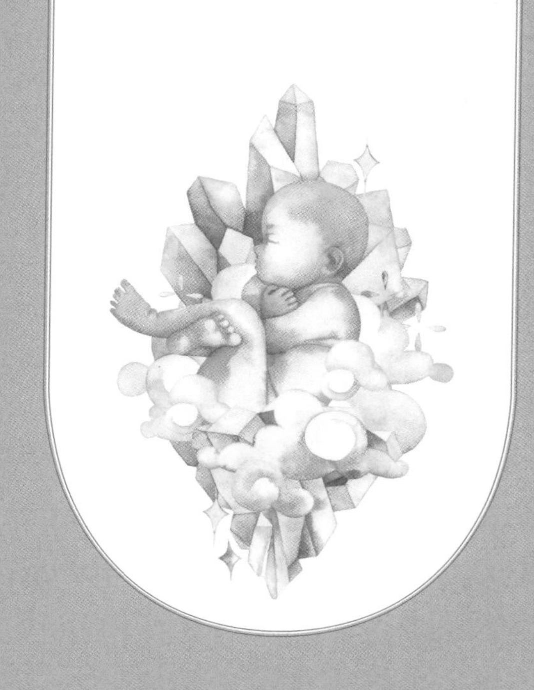

Part 3

생활 에세이

01 심리상담사 과정을 마치며

어느 집 둘째 가정출산을 맡게 되면서 산모와 친해졌는데 참 신실한 기독교 신자였고 아름다운 가정이었습니다.

그 아이의 태명은 하프였는데 하프 엄마와의 영적 대화 중에 '나도 기회가 되면 치유상담 공부를 해봐야지…'라는 생각이 든 것은 순전한 하나님의 은혜였습니다.

내게 맡겨진 산모들을 잘 돌보는 데 도움이 될까? 인간에 대한 이해야말로 우리 삶의 가장 확장된 모습이며 궁극의 목표이기에… 아니, 그보다는 내 안을 들여다보며 켜켜로 시루떡처럼 앙금 되어 가라앉은 내 묵은 상처를 훌훌 해방시켜 주고 싶었지요.

그 후 운전 중 라디오로 정태기 목사님의 설교를 듣게 되었고, TV에서 그분의 함자와 연구원 학생모집 광고 문구를 보았고, 인터넷으로 여기저기 심리상담사 교육과정을 알아보고 지인들께 물어보고…. 그렇게 해서 시작한 공부가 2년이 지나 지난 2013년 2월 4일 졸업식을 하게 되었습니다.

미국 아이비리그 출신 박사 교수님들이 포진해 있는 연구원 강의는 재미가 넘치는 곳이었고 삶의 에너지를 재충전하는 시간이었지요.

수업을 함께 들은 몇백 명 학우 중 1학기 초에 3박 4일 밤을 새우며 집단 치유상담 세미나를 함께한 바람결 식구들과는 더욱 애틋한 사이가 되었습니다.

살아가면서 배운 것은 반드시 언젠가는 써먹게 되는 원리를 터득하였습니다.

강의를 듣고 깨달았던 바나 혹은 여러 동료의 이야기 중에서 '아하~' 하며 느꼈던 바가 나의 내면세계를 풍요롭게 할 뿐만 아니라 누구에게든지 적용되는 삶이 되리라 생각합니다.

바쁜 일상 중 재미있는 강의 듣는 복을 허락하시고 졸업까지 인도하신 하나님!

봄에 시작되는 전문가 과정까지도 공부하도록 여건을 허락하실 그분에게 감사와 사랑과 찬미와 영광을 올려드립니다.

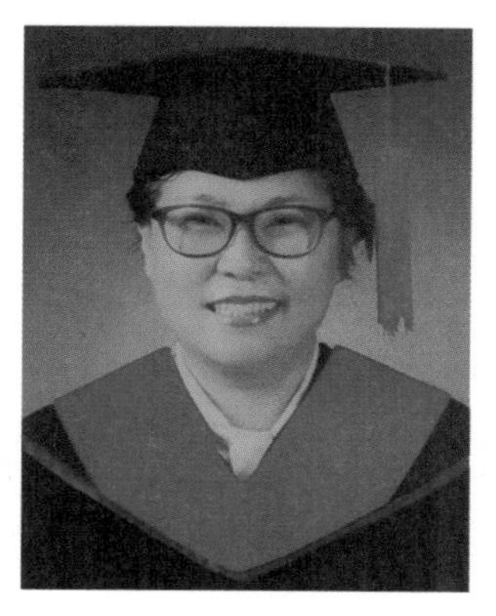

심리상담사 과정을 마치고

02 눈물샘 눈곱 한 바가지

꽃보다 이뻐서 눈에 넣어도 안 아플 것만 같은 손주가 생후 5개월이 넘었는데 아직도 눈곱이 많이 낍니다. 출산 후 얼마 동안은 흔한 신생아결막염으로 간간이 눈곱이 낄 수도 있어 그러려니 하지만 5개월 동안이나 더했다 덜했다 반복하며 바라보는 이를 답답하게 만듭니다.

병원에서 받아온 안약을 넣고 눈물샘 마사지를 하면 이삼일은 빤하다가 또다시 되풀이되곤 합니다. 자고 일어나면 찐득한 눈곱에 한쪽 눈을 못 뜨고 윙크하듯 웃는 모습이 보미의 어릴 때랑 거의 똑같지요. 눈물이 흘러가는 길이 막혀서 눈곱이 끼는 것까지, 그것도 왼쪽 눈인 것까지도 어찌 저리 같을 수가 있는 것일까요?

출산예정일보다 아기를 빨리 낳은 것이나 출생 시 몸무게가 비슷한 거나 신생아가 토하지도 않고 설사도 하지 않고 분유든 모유든 주는 대로 잘 먹는 기특함까지도 닮았습니다. 대부분의 아기에게 오는 신생아 생리적 황달까지도 그냥 지나가 버린 점, 성격이 온순하며 잘

울지 않는 점, 아무한테나 살인미소를 풍부하게 날리는 에티켓까지도 승호는 자기 엄마 어릴 적과 닮아서 신기하지요.

나는 보미에게 말합니다. "너 아기 때도 결국 수술하고서야 눈곱 문제가 해결되었으니 그러지 말고 안과에 가서 눈물샘을 뚫어줘"라고 이야기해주었지만, 보미는 "저절로 뚫어지기도 한다니까…" 하고서 미적거립니다. 작은 수술이지만 수술할 때 승호가 아플까 봐 좀 더 기다려보겠다고 합니다.

그러다가 결국은 소아과와 동네 안과를 모두 섭렵한 뒤에야 진료가 녹록지 않음을 느낀 것입니다. 대학병원에서만 수술한다고 하니 결국 석 달 뒤 8월 말 진료 예약이 잡힌 서울대병원을 기다리다 좀 더 쉽게 진료가 가능한 일원동 서울삼성병원 안과에서 수술받게 되었습니다. 누군가 삼성병원이 미국의 건물 디자인과 시스템을 가져온 것이라고 하더니 첫 진료를 보고 수술까지 두 시간을 기다리는 동안 병원 안 숲길을 산책하며 여유로움과 흡족함을 느꼈습니다.

수술 전에 내 품에 안겨 기다리는 동안 모르는 사람에게 미소를 날리던 보미가 또렷이 기억나는데 승호 역시 다가올 위기를 살인미소로 건너가고자 본능으로 아는 것일까요? 보미 품에 안겨서 진료하는 의사에게 승호는 미소를 끊임없이 날리며 '안 아프게 해주세요!' 하는 듯 필살의 애교 작전을 폅니다.

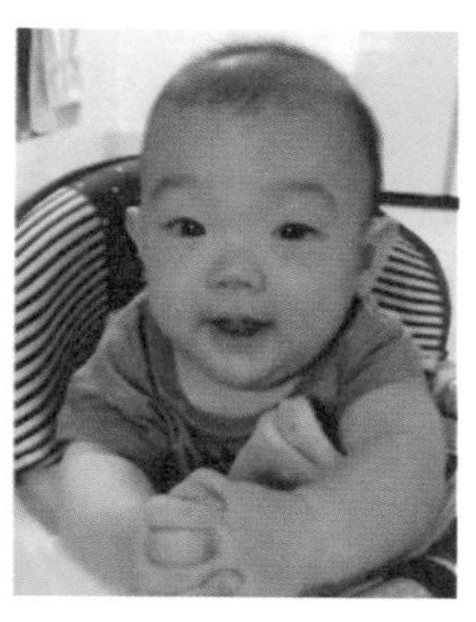
수술 전에 안 아프게 해달라고 기도 손 하는 승호

그러나 막상 수술대에 누워서 엄마는 나가고 모르는 사람들이 누에고치처럼 천으로 돌돌 싸서 강하게 붙잡자 놀라서 큰 소리로 울어대기 시작했습니다. 문밖에서 듣는 아기의 공포 섞인 울음소리는 애간장을 말립니다.

수술을 마치고 다시 엄마 품에 안기는 승호는 눈물에도 콧물에도 피가 섞인 채 흐느끼고 있었습니다. 눈물샘이 제대로 뚫려서 코로 빠지는 중인 것입니다. 8개월령 이상인 아기들은 힘이 세므로 마취가 필요하고 한 번에 성공하지 않을 수도 있어 재수술하기도 한다는 것입니다.

보미를 기를 때 어렵게 월차 휴가를 내서 종합병원 안과에 다니다가 반복되는 게 하도 답답하여서 어느 날 개인병원 안과로 바꾸었더니 그 자리에서 막힌 눈물샘을 뚫어주자 다음날부터 눈곱이 걷히는 게 정말 신기했습니다.

견해 차이라는 게 참으로 무섭습니다. 그리고 안과의사는 누구나 눈물샘 수술을 할 줄 알 것이라는 생각은 틀린 것이라는 것을 이번에 알게 되었지요. 같은 사안에 다른 견해를 보이는 경우도 있겠지만, 대학병원의 수많은 안과의사 중에도 눈물샘 진료 보는 의사는 한 명뿐이라는 이야기가 놀랍습니다.

조리원에서 아기를 돌보다 보면 신생아 탯줄이 떨어지고 난 자리에 굳은살 같은 제대육아종이 더러 있어서 진물 나고 염증이 생길 수 있으므로 소아과 진료를 보내게 되는데 참으로 다양한 결과를 보게 됩니다. 가장 황당한 결과는 대학병원 진료를 권하는 개인병원입니다. 과잉 진료도 문제지만 침소봉대로 겁주는 엉터리 진료도 문제입니다.

우리 승호가 이제 눈곱 끼지 않는 깨끗한 눈으로 이 세상을 투명하게 꿰뚫어 보며 핵심을 볼 줄 아는 혜안을 갖게 되기를 기도합니다.

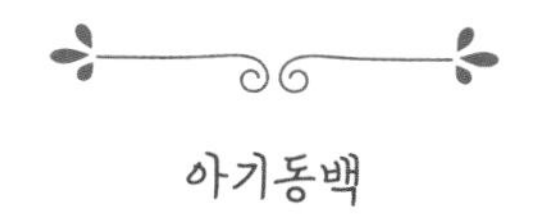

아기동백

- 유영희

첫사랑 못 잊어

온몸으로 울부짖네

핏빛 연정 붉은 꽃잎으로

토해내는 아기동백

바람아

그냥 내버려 두렴

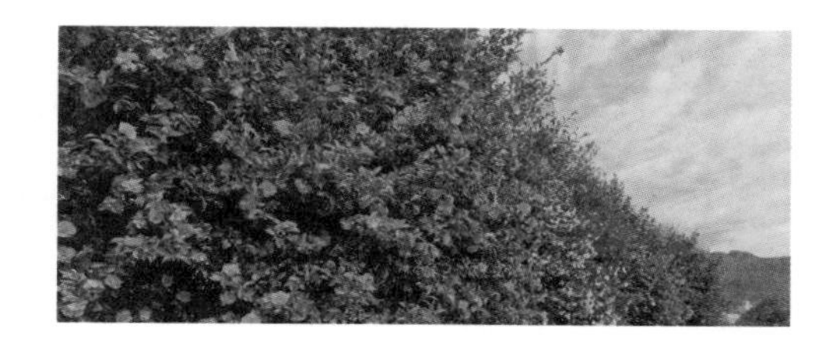

03 BMW족이 되다

도요타 차를 팔고 나니 대금이 바로 입금됐습니다. 자동차 세금은 남은 날짜 계산해서 입금시켜 줄 것이라고 합니다.

내 운전면허증을 꺼내 보았습니다. 면허 발급 일자는 없고 갱신 일자만 나와 있습니다. 더 이상 차를 살 계획은 없습니다. 여섯 번 바꾼 차 중 마지막 차인 것입니다. 요즘 말하는 BMW(Bus, Metro, Walk)족이 된 것이지요.

오랜만에 꿈의 숲 공원에 앉아 운전하던 지난날을 복기하며 추억을 더듬어 보게 됩니다.

2년 전 목 수술을 10시간에 걸쳐서 한 이후로 어지럽고 균형감이 없어 늘 낙상사고가 날 것만 같은 불안감과 무기력함 때문에 스트레스가 쌓여서 운전을 안 한 지 꽤 되었지요. 감각이 떨어지고 미세한 조작을 자주 실수합니다. 삼십여 년… 오랫동안 큰 사고 없이 좋은 차를 허락하시고 열심히 일하며 살아온 날들에 감사를 드립니다.

면허증을 나이 35세에 땄으니 34년간 운전을 했습니다. 그래봤자

주로 집과 직장만 오갔을 뿐이지만 80년대 조막만 한 티코를 처음 사서 노폭이 좁은 삼일고가도로를 손바닥에 땀이 흥건해 면장갑을 끼고 운전하며 출퇴근을 했지요. 연수하며 처음 배운 길이 삼일고가였던 것이지요.

어느 날 기침이 멈추지를 않는다고 진료차 아버지께서 서울 오셨을 때 내 차로 여의도 성모병원에 모시고 다녔습니다. 그때는 운전하는 여자들이 많지 않아서 아버지는 운전하는 나를 기특히 여기셨지요. "영희가 운전하는 차로 병원에 가다니…" 하고 대견해하셨습니다. 여러 검사를 받으신 후 아버지가 폐암 진단을 받으셨습니다.

6개월 정도라는 의사의 여명 선고를 받으시고 충격과 황망함 속에 춘천 후평동 작은오빠 집이 있는 춘천의료원에 입원하셔서 투병 생활을 하셨습니다.

아버지는 통증과 호흡곤란 때문에 산소와 진통제가 늘 준비되어 있어야 했습니다. 아버지가 평생 줄담배를 피우신 것과 광산에서 분진을 마시며 평생 일하신 것을 생각하면 그 인과성에 한편 수긍이 가면서도, 딸인 내가 간호사이면서 아버지가 폐암 말기나 된 다음에야 병을 발견하다니…. 이럴 수는 없다고 스스로를 자책하고 괴로워하며 토요일 근무가 끝나면 속죄하는 마음으로 꼬마 자동차를 타고 춘천으로 붕붕 날아서 병문안을 갔습니다.

아버지의 손톱 발톱을 잘라드리고 머리를 감겨드리고 온몸을 수건으로 닦아드리고 손바닥으로 온몸 마사지를 해드리며 눈물 뚝뚝 흘려가며 나도 뜻 모를 성령기도를 끝없이 해드렸습니다. '하나님, 제발 하실 수 있으면 고통 없이 모셔가셔요!' 아버지가 어렸을 때 유난히 예뻐라 하시더니 이제 공을 갚는 모양이라며 엄마가 말씀하셨지요.

6개월이 지난 후 아버지는 전신으로 암세포가 전이되어 더 이상 어찌할 수 없을 정도로 몸이 여위시고 물 한 모금도 삼키지 못할 정도가 되어 서서히 촛불이 사그라들 듯이 모든 기운이 소진된 후에도 태백시에서 아버지 본교회 목사님과 교인들이 봉고차로 마지막 고별예배를 드리러 오시기까지 기다리셨다가, 마지막으로 샛별이 반짝이듯 환하게 웃으시며 기쁨 속에 예배를 드린 후에야 소천하셨습니다.

한여름 장마철에 장례를 치르는데 상여가 나갈 때, 입관예배를 드릴 때, 장례 절차를 모두 마칠 때 비가 멈추고 해가 났습니다. 건너편 산에는 무지개가 떴습니다. 좋은 사인입니다. 아버지는 천국으로 가시는구나, 자손들을 축복하신다는 약속의 무지개구나, 하고 알아차렸습니다.

입관예배 드릴 때 가만히 세어보니 참석하신 목사님이 열 분쯤 되셨습니다. 성황 속에 이 세상 소풍길 마치고 귀향하시는 아버지.

하늘나라로 돌아가신 아버지, 그곳에선 이제 편안하신가요?

요새는 백세시대인데 아버지가 가시기에는 칠십이 너무 아까운 나이셨어요.

그리하여도 이 땅에 아버지께서 이루어 놓으신 소산을 돌아보면 무척이나 하신 일이 많습니다.

육신의 옷을 입고 이 땅에 사시는 동안 하신 일이 너무 많고 장한 일을 하셨어요.

힘에 부치는 시대적 어려움과 세월의 격랑도 많이 만나셨지만 한 생애 정말 훌륭히 잘 사시고 본향으로 돌아가신 겁니다.

이제 아버지 자손들, 손자 손녀들을 어여삐 지켜보아 주셔요.

저도 언젠가 하늘나라에 가면 아버지 어머니를 기쁘게 만날 수 있으리라 생각해요.

아버지, 보고 싶습니다.

아버지, 사랑해요.

04 의성 손태호

고대 중국의 명의 화타는
뛰어난 의술뿐 아니라
인품과 덕까지
따를 자 없었다네
조조가 아들 조충의 목숨이
화급에 달한 것을 알고
화타를 죽인 것을 크게
후회하였다지

나이 칠십에도 어깨 통증은
오십견이라네
몇 년을 두고 아픈 부위에
손 원장님이 침을 놓으며
함께 놓은 기도가

몸과 마음을 가볍게 하다
좋은 의사는 육신만 고치는 것이 아니라 영혼도 고치며
개인만 고치는 것이 아닌 집단과
나라도 고친다고 하는데
그런 분과 한 공간에서 숨 쉬고
같은 기도를 하며 살고 있다는 점이
참으로 영광스럽다.
주의 손으로 만지듯 질병과
영혼을 함께 만지는 손태호 의성을
축복하시고 주님 영광 받으시옵소서

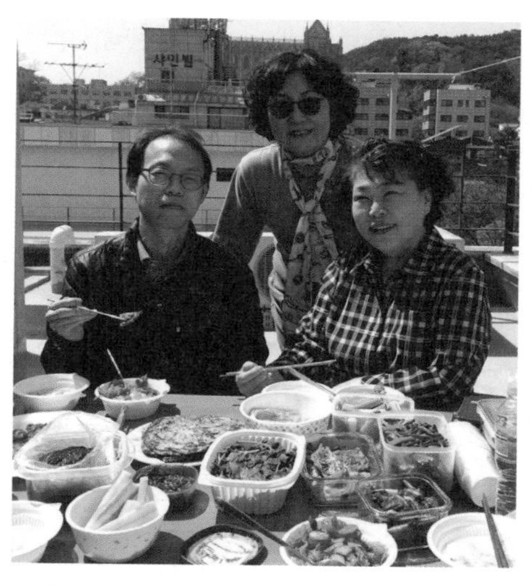

손태호 원장님과 치과의사이신 윤선 사모님과
옥상에서 점심을 차려 석별의 정을 나눕니다.

05 일본연수 후기

"참 잘 자랐구나!"

말갛게 씻고 나오는 딸을 흘깃 쳐다보며 감탄이 절로 나올 때가 있습니다.

'대체 나에게는 젊은 시절이 있기나 했었나?' 하는 웃긴 생각도 듭니다. 외모지상주의자는 결코 아니지만, 솔직히 160도 안 되는 숏다리 엄마에 170이 넘는 롱다리 딸이라니… 감사할 따름입니다. 내가 키운 게 아니고 저절로 컸다는 생각이 들면 참으로 하늘에 감사하다는 생각이 들어 뿌듯합니다. 그러나 이런 생각도 잠시뿐, 시쳇말로 싸가지 없는 말대꾸 한 마디에 내 꿈은 사라져 버리고 말지요. '모유를 못 먹이고 소젖으로 키운 탓에 어미를 들이받는구나'라는 생각이 들면 너무 쉽게 모유수유를 포기한 자신이 후회스럽고 참으로 미안하기도 합니다.

딸에게 가끔 말합니다. "네 신랑감의 커트라인은 첫째 조건이 모유 먹고 컸는지야. 너의 부족함을 보완해줄 사람은 엄마 젖 먹고 사랑 많이 받으며 잘 자란 사람이라야만 해"라고 못 박습니다. 모유아와 인공영양아의 차이에 대해 공부할수록 자꾸 딸에게 미안한 생각이 듭니다.

엄마 찾아 삼만리 길고 긴 터널을 지나 지구별에 도착한 아기의 첫 음식이 무엇이었는지, 또한 양육자의 태도가 어떠했는가에 따라 인생의 많은 것들이 이렇게도 저렇게도 달라질 수 있습니다. 나비의 가벼운 날갯짓이 지구 저편에서는 태풍으로 변한다는 뜻의 '나비효과'라는 말은 어릴 적 환경이 인간의 성장과 생에 미치는 영향을 적절하게 비유한다고 생각합니다.

평화주의자이며 채식주의자로 알려진 간디는 그의 자서전에서 "먹는 것이 곧 그 사람이다"라는 말을 하였습니다. "나는 내가 먹는 것으로 이루어진다"라는 말에 전적으로 공감합니다.

자동차 연식이 오래되면 이런저런 고장이 잦아지듯이 나이 들어가면서 이런저런 적신호가 들어오기 시작한 나의 몸은 산모에게 1일 6식을 해주는 조리원이라는 환경 속에서 더욱 먹거리에 대한 절제가 필요한 지경에 이르렀지요.

얼마 전 조산협회에서 하는 모유수유 전문가 심화과정을 공부하는 중 일본에 갈 기회가 주어졌는데 식민사관으로 인하여 부정적이며 왜곡된 편견을 갖고 있던 나로서는 일본이란 나라에 대하여 참으로 신선한 문화충격을 받고 돌아왔습니다.

우선은 일본에는 뚱뚱한 여자가 없더라는 점이 눈에 들어왔습니다. 채식과 해산물 위주로 앙증맞은 그릇에 음식을 앙증맞게 담아 눈으로 식사를 하는 사람들. 그러고 보니 체류하는 1주일 동안 고기류를 한 번도 못 먹은 것 같습니다.

여성들이 아기를 낳으면 모유로 아기를 키우는 것이 공통적인 사회적 약속입니다. 모유수유를 위해 한 달에 한 번 별일 없어도 마사지와 상담을 받으며 모유육아에 대한 확신을 심어주는 조산사들, 그리고 내가 만난 사람들 모두가 친절하고 정직하며 세심한 배려로 남에게 절대 폐를 끼치지 않는 조용한 그야말로 민도가 높은 나라라고나 할까요? 옛날 조선을 '조용한 아침의 나라'라고 하였는데 조용한 아침의 나라라는 말은 일본에 어울리는 말인 것 같았습니다.

요즘 우리나라 사람들이 얼마나 조급하고 시끄러운가요? 타고르는 혹시 일본을 보지 못하고 그런 말을 한 건 아닌가요? 세계 2위 경제대국이면서도 진실함과 순수함을 간직한 사람들이라는 느낌이었지요. 우리보다 한발 앞서 출산장려 정책을 펼치는 나라로서 인간에 대한 깊은 배려가 정책에 반영되어 있다는 느낌이었지요.

일본은 아기를 낳고 1주일간을 조산원이나 병원에서 젖 물리기, 목욕시키기 등을 배운 뒤 퇴원하며 조산사가 아니면 산모나 신생아를 돌보지 못합니다. 한 해 조산사의 배출이 엄청난 숫자입니다. 지역사회에서 조산사는 대단히 존경받는 여성의 직업으로 자리매김되어 있습니다.

내가 머문 조산원은 유럽이나 중동 지방의 왕실에서도 자연으로 아기 낳아 기르기를 위해 찾아오는 곳이었습니다. 의사 못지않은 실력도 있어야 합니다. 정확한 의학적 판단을 해서 병원으로 이송 보낼 경우 15분 내로 의사가 대동한 앰뷸런스나 헬기가 옵니다. 병원이나 조산원은 대등한 의료기관으로 국가로부터 산전 진료비와 분만비 등을 받습니다. 분만비도 엄청납니다. 분만 한 건당 국가로부터 우리 돈으로 6백만 원 정도를 받습니다.

우리의 현실을 한번 점검해봅시다.

정상분만을 하고 2박 3일 혹은 제왕절개 수술을 한 경우에는 5박 6일 후 퇴원합니다. 국가로부터 받는 분만 금액은 25만 원 정도로 강아지가 새끼 낳는 것보다도 쌉니다.

두 생명을 책임진다는 위험부담은 또 얼마나 큰가요? 한 번만 잘못하면 10년 공부가 도로아미타불이 됩니다. 산부인과를 전공하겠다는 희망자가 줄어들고 분만을 안 하는 산부인과 병원이 70%나 되는 현실과 저출산 문제… 우리의 재앙은 이미 준비되고 있는 것인지도 모릅니다.

아기를 낳고 병원에 있는 동안 대부분의 경우 아기는 엄마 젖을 먼저 빨기보다는 실리콘 젖꼭지를 먼저 맛봅니다. 신생아실에서 모유수유 하시라는 콜을 받으면 힘든 걸음으로 수유실로 가 아기를 품에 안고 젖을 물려보나 곧 잠들어버린 아기를 바라보다가 병실로 돌아갑니다.

아기는 엄마 품에서 자는 척합니다. 곧이어서 우유병 물려줄 것을 알기에. 엄마가 자리를 떠나자마자 우는 아기를 위해 다시 콜 하기는 너무 미안합니다.

탁구공만 한 아기 위장을 빠는 욕구대로 한껏 늘려 배를 채워줍니다. 늘어난 위장은 언제나 부족함을 느낍니다. 모아동실 하며 먹으려고 할 때마다 젖을 물리려고 하면 혼자서 아기 돌보는 것이 두렵고 한 번 방에 갔던 아기는 다시 신생아실로 돌아갈 수 없다는 이상한 병원 규칙 때문에 당황스럽지요.

모유수유를 준비하며 많이 공부한 엄마들은 아기가 생애 최초의 경험을 기억하고 그것이 인성 형성에 절대적인 첫 경험이라는 것을 알기에 엄마 젖을 먼저 빨아볼 수 있도록 배려해달라고 병원에 부탁합니다. 모유수유를 권장한다고 말은 하지만 모유수유 전문가 한 명도 배치되지 않고 너무나 바쁘게 돌아가는 병원 현실에 무늬만 아기에게 친근한 병원이 될 수도 있고 홍보성 모유수유 권장병원이 될 수도 있습니다.

2박 3일 만에 조리원에 오면 이제 불기 시작한 유방은 아프고 아기는 이미 쉽게 배부르기에 익숙해져서 엄마 가슴만 내밀어도 악을 쓰고 웁니다. 엄마는 눈물을 흘리며 젖먹이기에 사투를 벌입니다. 엄마 젖을 빨아서 배를 채우려면 우유병 빨기의 50배 이상 힘이 들기 때문입니다.

임부들 모두가 모유수유가 중요한 줄 알지만 준비되지 않은 현실 앞에 이렇게 힘이 들 줄 몰랐다고 이구동성 말합니다. 사회적 분위기가 성숙한 일본은 모유수유율 90% 이상인 반면 우리나라 모유수유율은 아직 36% 정도입니다.

요즈음 모유수유를 위해 국가가 나서서 보건소에서 토요부부출산 교육을 통해 산전 교육과 실질적인 모유수유 준비를 가르치고 보건소마다 모유수유 클리닉이 늘어나고 있어서 다행이라는 생각이 듭니다. 준비된 산모는 확실히 다릅니다.

산후조리원을 운영하는 나로서는 출산 후 첫 2~3주간 머무는 조리원이 산모에게 이런 도움을 줄 수 있는 가장 합당한 공간이라는 생각이 듭니다. 산후조리원의 출발이 이런 순기능을 담당하는 보조적 의료기관이어야 함에도 불구하고 비의료인에 의한 첫 출발로 인하여 산모를 여왕처럼 모시며 오로지 몸매 가꾸기와 휴식과 영양을 취하는 공간으로 아기에게 가장 중요한 첫 2~3주를 허비하면서 모유수유를 실패하기에 안성맞춤인 잘못된 의식을 심어주고 출산문화를 왜곡시키고 있다고 생각합니다.

조리원은 엄마가 휴식을 취하며 아기를 키울 능력을 함양하며 어른으로 거듭나는 철학을 배워나가는 곳이어야 합니다. 엄청난 거품과 턱없는 조리원가격 등 돈벌이에만 혈안 된 상업성을 배제하고 의료와 육아전문가들로 구성된 준 의료기관이어야 이 나라에 미래가 있다는 생각입니다.

아이를 낳아 기르면서 비로소 어른으로 재탄생을 경험하게 되며 올바른 잉태, 출산, 육아야말로 신이 인간에게 부여한 가장 성스러운 사명이라고 생각합니다.

06 조카의 결혼식

5월 21일 토요일은 대전의 한 교회에서 조카의 결혼식이 있었습니다.

교회에서 만나 5년을 사귀다가 결혼에 골인한 친정 언니의 큰아들인 조카는 산부인과 전문의 마지막 연차로 가끔 제가 임산부에 대한 의견을 구하기도 하는 등 같은 길을 걷는 의료인으로서 진한 동질감을 느끼는 가족입니다. 언니는 아주 오래전에 갑작스럽게 남편을 잃고 유산 한 푼도 없이 어린 두 아들을 홀로 하느님을 남편 삼아 친구 삼아 눈물로 기도하며 일생을 한순간도 긴장을 늦추지 않고 열심히 살아온 자랑스러운 어머니입니다.

이제 그 아들이 훌륭하게 장성하여 가정을 이루어 새로운 식구를 맞아들이니 기쁘고 대견한 마음이 한량없습니다. 특히 이 아들을 얻을 때 너무나 어렵게 얻어 애지중지 금이야 옥이야 키운 아들인 줄 알기에 곁에서 지켜보던 저의 기쁨도 실로 대단하지 않을 수가 없습니다.

젊어서 언니는 임신하면 습관적으로 자연유산이 되어 버리고 마는 체질이었습니다. 양장점을 하던 언니의 재봉틀질이 임산부에게 안 좋았던 것이었죠. 몇 번 유산이 되고 난 뒤 언니의 상심은 이루 말할 수가 없었습니다.

임신 유지 기간이 늘어나면서 자궁의 무게를 견디지 못하고 경부가 열리는 자궁경관무력증에 드디어는 자궁경부를 신발주머니처럼 꿰매는 수술을 하고 절대안정을 하자는 쪽으로 의견이 모아졌습니다. 자식을 얻고자 하는 언니 부부의 마음은 못 할 것이 없어 보였습니다.

드디어는 임신 16주경인가, 자궁경부를 묶는 맥도날드 수술을 하고 국립의료원에 네다섯 달가량을 꼼짝없이 누워서 임신중기를 보내고 35주경 조산하여 아들을 낳았습니다. 국립의료원에 근무하는 친구에게 특별히 잘 돌봐달라고 부탁하던 기억이 납니다.

병상에 조용히 누워서 지내야 했기에 제가 퇴근 후 병원에 가서 언니를 침대에 누인 채 머리 감겨주고 침상 목욕도 시켜주던 기억이 납니다.

스칸디나비아 선교사들이 세운 국립의료원은 환자 간호에 있어 철두철미하게 그 원칙을 지켰기에 절대안정이 가능하였다고 생각하며, 35주경 양수가 터지면서 밀고 내려오는 아기의 무게로 세상에 일찍 태어난 아기는 2.3kg으로 건강한 편이라며 새벽녘 병원기숙사로 전화선을 통해 걸려 온 산실 간호사의 목소리와 그 순간의 감동이 살아납니다.

그 후 아기는 인큐베이터에서 한 달 정도 있다가 퇴원하였고 무럭무럭 자라서 오늘 결혼식을 하게 된 것입니다.

병원에 오랫동안 누워 지내며 태어날 아기를 그려보는 가운데 언니에게 유난히 친절하게 대해주는 산부인과 레지던트 선생님 한 분이 있었는데, 그분의 인품을 존경하는 마음을 갖게 되면서 우리 아기도 저런 훌륭한 사람으로 자라면 참 좋겠다고 염원을 갖게 되었다고 합니다.

태교의 과학성을 알지 못하던 시절에 얼굴은 비록 곰보였지만 마음씨가 너무 상냥하고 친절한 선생님이 배 속 아기에게 큰 바위 얼굴이 된 것인지 조카가 인턴을 마치고 전공을 선택할 때 내가 "왜 하필 산부인과?"냐고 물었더니 그것 이외에는 하고 싶은 게 없다고 대답하던 기억이 납니다.

출산율이 급감하고 산부인과 전공의 숫자가 줄어들면서 장래 설 자리가 불투명하게 느껴지지만, 태중에 엄마로부터 교육받은 대로 아마도 훌륭하고 따뜻한 마음을 가진 그런 산부인과 의사로 살아가면서 자기 어머니 같은 어려움을 가진 여성을 돕는 존경받는 산부인과 의사의 삶을 살아갈 것이라고 믿습니다.

"자식은 세 명을 낳아야 한다"라고 밝히던 바대로 예쁘고 상냥한 아내를 닮은 귀여운 아이들을 낳아 잘 기르는 좋은 부모가 되기를 기도합니다.

07 이사 소회

우리는 삶을 여행에 비유하며 흔히 나그넷길이라고 합니다. 육체가 나의 것인 듯하나 길을 가는 동안 잠시 빌려 입는 외투와 같은 것 아니겠습니까? 70~80년 좀 길면 100년 정도 쓰다가 버리면 썩어서 없어질 물질인 것입니다.

우리의 몸만 그렇겠습니까? 영원하고 또 새로운 것은 태양 아래 아무것도 없다고 말씀하셨습니다. 너의 길, 나의 길, 우리의 길, 사람의 길, 짐승의 길. 모두 다른 길 같으나 종착지는 한결같으며 물질의 굴레 속에서 길을 가는 나그네인 것입니다. 우리가 발을 땅에 딛고 사는 동안 우리는 인간의 굴레를 벗어날 수가 없습니다. 인간의 실존이 허무하지만 세상 사는 동안 사회의 충실한 규범 아래 묶여 있음을 또한 부정할 수가 없습니다.

2017년 12월 중순, 북극한파가 기습적으로 몰아치던 영하 15도 칼바람 불던 어느 날. 나는 이십여 년 살던 아파트를 벗어나 새로운 아파트로 입주하였습니다.

그동안 남은 내 생애, 이사는 없으리라고 생각하며 살다가 이사를 결심한 것은 어이없게도 몇 년 전 모 텔레비전 프로그램에서 낡은 수도관을 내시경으로 보여주는 다큐 프로그램 때문이었습니다. 아무리 정수기로 거른다고 해도 저런 물을 내가 마시면서 살고 있었나 하는 역겨운 생각이 들어 드디어는 이사를 결심하였고 촉발되어 이리저리 알아보다가 여기 개발구역의 아파트 분양권을 구입하고 무이자 중도금 대출 등 좋은 조건으로 그간 기다리다가 지난해 연말에 낡은 아파트를 팔고 은행 대출을 받아서 새 아파트로 입주한 것입니다.

바쁘게 정신없이 살다가 이런저런 일들을 만나게 되었고, 스트레스로 결국 건강이 나빠져 병원에 입원하며 최일선에서 한발 물러나게 되었고, 시간적 여유가 생기면서 주변을 돌아보게 되었습니다. 이사를 준비하면서 나를 돌아보게 되었고, 그간의 크고 작은 일들이 파노라마처럼 스쳐 갔습니다. 돌아보건대 내 인생의 커다란 변곡점마다 보이지 않는 큰 손길이 있었음을 고백하지 않을 수 없습니다. 나는 눈물, 콧물로 범벅이 되며 이삿짐을 챙겼습니다.

새집은 북서울 꿈의 숲 바로 앞에 있는 고층 아파트의 16층입니다. 숲을 바라보는 조망권이 아니고 숲에서 돌아앉은 남향집이라기에 살짝 실망하고 있었는데, 막상 입주하고 보니 주위의 납작한 지붕과 먼 데 산들이 아름다운 스카이라인을 만드는 파노라마와 같은 조망이었습니다.

그리고 이사한 다음 날 새벽에 뜻밖의 일출을 보면서 가슴 벅찬

환희와 감동을 결코 잊을 수 없습니다. 얼마 전 가족들과 동해안으로 여행을 가서도 볼 수 없었던 일출을 넓은 내 집 거실에서 잠옷 차림으로 보고 있다니요. 동녘 하늘을 붉게 물들이며 서서히 잉태한 불덩어리를 토해내는 장관은, 새 생명이 어미의 자궁에서 천천히 그 얼굴을 내미는 모습과도 아주 비슷하게 느껴집니다.

해가 바뀌는 연말 자정 무렵에 멀리 롯데타워에서 쏘아 올리는 불꽃 쇼는 장관 중의 장관이었습니다. 새집에 살면서 드는 느낌이 마치도 지상과 천상의 경계선상에 머무르는 신선이 된 듯 착각을 하게 됩니다. 하늘에 가까이 다가간 듯 그분의 숨소리가 들리진 않나? 숨죽이고 귀 기울여 봅니다. 새로 이사한 아파트에 이름을 지어봅니다. '헤븐 인 드림 포레스트'.

봄이 되면 국가가 관리하는 거대정원을 코앞에 두고 매일 볼 것이며 눈이 오나, 비가 오나, 바람이 불어도 완벽하게 세상과 차단된 아늑한 무풍지대인 듯 우아한 신선이 되어 이슬만 먹고도 살 것 같은 이런 느낌은 내 생애 처음 맛보는 신선한 예술입니다.

낡은 아파트에 안주하려던 귀차니즘을 이기고 용기 내어 결단하고 이사한 자신을 무한 칭찬합니다. 그동안 삶의 짐이 버겁다고 느끼며 연민 가득한 시선으로 바라보던 자신에게 마치 수고했다며 상을 받은 느낌이 듭니다. 나의 길을 열심히 달려온 인생 제2막에서는 그간의 수고에 대한 보상으로 앞으로는 모든 좋은 일들이 다 나에게 몰려올 것만 같습니다. 이보다 더 좋을 수 없는 충만한 감사함을 기억하기 위해 글로 정리해봅니다.

08 창조문학 여름세미나 참가기

지난주 금, 토요일 부여에서 열리는 문학세미나에 다녀왔습니다. 창조문학을 통해 등단한 이후 문인 모임에는 처음으로 초청장을 받았는데 부여라는 곳이 한 번도 가본 적 없는 백제 유적지라는 점에 마음이 움직였습니다.

모임 이튿날 유적지 답사가 있다는 프로그램 때문에 나는 과감히 참가 신청을 하게 되었습니다. 남부터미널에서 부여는 시외버스로 두 시간 거리에 있으니 과히 멀지 않은 곳입니다.

부여에 도착하여 택시를 타고 찾아간 호텔 세미나실은 연일 35도를 웃도는 폭염 속에 자리가 꽉 찰 정도의 성황을 이루었고, 지각한 저는 출석 체크만 하고 책자도 없이 벽에 붙인 사이드 의자에 앉아서 강의를 듣게 되었습니다.

멋진 대금 연주가 마음을 열어주었으며 이어지는 홍문표 총장님의 주옥같은 백제사 강의는 새로운 역사 인식의 지평을 열어주는 귀한 강의였습니다. 이어지는 두 번째 강의는 권희돈 교수님의 '사람은 죄를 짓고 신은 용서한다'라는 다소 영화제목 같기도 한 심리치료 비슷한 강의였습니다.

두 번의 강의가 끝난 후 아래층 식당에서 맛난 저녁 식사를 한 후에 다시 회원들의 시 낭송 순서가 이어졌습니다. 쟁쟁하신 선배 문인들의 시 낭송 속에 제 수필 순서도 있을 거라고는 생각도 못 하였기에 호명을 당연히 듣지 못하고 패스하였습니다. 다과 시간에 총장님께 감사 인사를 드렸습니다.

얼핏 스치듯 지나간 중·고 시절 수업 시간의 얕은 지식이 백제사 지식의 전부였음을 뒤돌아보며 제 무식의 소치를 웃으며 아뢰었습니다. 총장님은 역사가가 아닌 문학가이신데 쾌도난마(快刀亂麻)와 같이 잘못된 역사를 잘라내고 백제의 정신을 되살리기에 올인하신 듯 보여 감동과 함께 전율이 전해져 왔습니다. 문장가의 한마디는 억겁의 무게로 쓰여야 하는 것이며 후대를 가르치는 사료가 됨을 깊이 새겨야 하는 것입니다.

숙소에서는 이영지 교수님과 한 방을 사용하였습니다. 이 교수님은 제 이름을 묻고는 유선희 시인의 언니라고 반가워해 주셨습니다. 뒤늦게 남의 책자를 보면서 제 글이 실려 있음을 보았습니다. 그런데 제 수필이 웬일인지 반쯤 잘려 있기에 호명받고 앞에 나가도 제대로 낭송이 불가하였을 것 같았습니다.

절반쯤 회원이 돌아가고 남은 사람들은 다음 날 아침 식사를 하고 유람선을 타러 선착장으로 갔습니다. 아직 오전 열 시 정도인데 후끈

한 바람이 불어 다들 무지하게 땀을 흘리며 배 시간을 기다리고 있었습니다. 사대강 사업으로 인하여 강물은 녹차라떼처럼 처참하였습니다. 역사가 죽고 백제의 정신이 죽고 드디어 강물도 죽어가는 것입니다.

황포 돛단배를 타고 우리는 부소산성 작은 암자 고란사를 찾았습니다. 강 언덕에 솟아 있는 낙화암은 삼천궁녀는커녕 삼십 명도 발 딛기 힘든 작은 바위인데 속절없이 바람에 떨어지는 꽃잎이나 맞이할 낙화암을 너무 부풀려서 삼천궁녀가 떨어져 죽은 바위로 묘사되고, 후대에 이르러서는 절개를 지키기 위한 백제 여인들이 투신한 자살바위로 부풀려졌다는 생각이 들었습니다. 해동증자로 불리던 현명한 의자왕이 타락하여서 정말 궁녀를 삼천 명이나 둘 정도였으면 얼마나 문화가 융성하였으며 규모가 큰 왕실 살림이었겠습니까? 궁정 대신은 또 얼마나 많았을 것입니까? 패주는 승자의 악의적 조롱과 괴담에 할 말이 없는 것입니다. 역사는 철저히 승자 독식의 기록인 것입니다.

다음은 조룡대 바위를 지나갑니다. 14만 나당 연합군이 백제를 쳐들어와 당나라 소정방이 백마를 미끼로 용을 잡았다는 전설의 조룡대 작은 바위는 강물 위에 볼품없이 솟아 있었습니다. 용을 낚아서 무릎 꿇은 흔적이 바위에 남았다는 용은 왕권으로 상징되는 백제의 패망을 조롱하는 굴욕적인 이야기입니다만, 속도 없이 백제의 후예들은 지금도 유람선 내 방송으로 부끄럼도 잊은 채 전설을 반복해서 읊어대고 있었습니다.

홍문표 총장님의 백제사 강의로 말미암아 백제의 역사에 눈뜨게 되었으며 후대에 글을 남겨놓는 문인들이야말로 사심에 치우치지 않는 역사의식을 갖고서 천금 같은 무게로 글을 남겨야 함을 깨닫습니다.

배를 버리고 우리는 다시 승용차를 타고서 궁남지를 찾았습니다. 각종 연꽃이 다투어 피고 사진작가들이 즐겨 찾는 명소입니다만 서동요 테마파크이기도 합니다. 백제 무왕이 소년 시절 아름답다고 소문난 이웃 나라 신라 진평왕의 셋째딸 선화공주를 얻기 위해 부른 향가로 인하여 결국 왕실에서 쫓겨난 선화공주를 서동이 아내로 맞이하는 사랑의 전설이 녹아 있는 곳입니다. 젊은 날 제 호가 선화였음을 웃음 가득 머금고 밝힙니다.

마지막 코스는 주최 측이 예약해둔 삼계탕집으로 가서 점심 식사로 마무리하게 됩니다. 산후조리원을 오래 운영하면서 절대 미각의 소유자가 된 탓에 음식 칭찬에 인색한 사람이 되었습니다만 근자에 먹어본 요리 가운데 가장 맛난 식사 중 하나였습니다. 시간이 지체된 것도 한몫하였는지 국물 한 방울도 남기지 않고 깨끗이 비웠습니다.

다만 이번 모임의 옥에 티라면 본류에서 이탈된 두 분 회원이 식당에서 나중 합류하여 회장에게 화풀이를 너무 심하게 하며 분위기를 어색하게 하였습니다. 나이 드신 점잖은 분들이라 그런지 맞대응이 없이 수습이 안 되고 점차 육두문자가 튀어나오는 험한 분위기로 진행되기에, 보다 못해 그중 나이 어린 제가 처음 참석한 주제에 한

마디 거들게 되었습니다.

순간적으로 좌중이 조용하게 평정되는 것을 보며 저도 어리둥절하였습니다. 제 생각에 사회적 지위나 연배 문인협회 안 지위, 또한 봉사했던 것마저도 나를 알아주길 바라는 마음이었던 것이 보였던 것입니다.

다음날 주일 말씀이 마가복음 9장 말씀으로 섬김의 도를 되새겨보게 하는 말씀이셨습니다. 스스로 잊지 않기 위해 기록을 남겨봅니다.

마가복음 9장 35절, "누구든지 첫째가 되고자 하면 뭇사람의 끝이 되며 뭇사람을 섬기는 자가 되어야 되리라."

09 좁은 문으로 들어가라

동토의 땅 러시아가 고르바초프에 의해 해빙되고 개혁개방이 시작되자 여기가 바로 땅끝이라 여겨 복음을 들고 열정에 휩싸여 곧바로 달려 나간 러시아 사할린 땅. 민족의 부채감을 가득 안고서 떠났다고 하는데 가족을 모두 데리고서 한국을 떠나며 돌아올 곳을 불사르고 찾아간 사할린.

러시아 선교사 23년 차인 막냇동생 유용현 목사를 나는 주의 은혜로 영의 눈을 뜨고서 바라볼 수가 있었습니다. 빛도 없이 이름도 없이 주님의 명령이라 여겨 혼신의 힘을 다해 좁은 문으로 들어가기를 힘써온 종으로 바라보게 되었습니다.

오랫동안 동포를 도우며 척박한 삶을 꾸린 탓에 여기저기 몸이 고장 나고 시들어가는 겉모습에, 나보다 여섯 살 아래지만 여섯 살쯤 더 먹어 보이는 폭삭 삭은 비주얼에 뭉클, 내 마음이 움직였습니다.

인간의 평균 수명이 늘어난 것도 결국은 세포의 원형질이라 할 단백질의 공급과 평온한 일상생활이 수명연장의 주된 이유라고 한다면, 반대로 옹색한 우리네 50년대의 생활상을 계속해온 사역지의 척박함으로 땅끝까지 복음을 전하라 하신 주님의 지상명령을 충실히 수행한 여기 이 주의 종을 통하여 주님 홀로 영광 받으시기를 원합니다.

하늘에 쌓아놓은 기도의 열매가 먼 후대에 열리기도 하겠지만 주님은 워낙 당신의 약속을 신실히 지키시는 분임을 인식시키며 아직 인생의 결산서가 나온 게 아니라던 산후조리원 예배에서의 설교 말씀. 아들을 주시겠다고 하신 아브라함과의 약속을 25년 후에 지키신 하나님의 신실하신 속성. 그의 후손들로 민족을 이루게 하시겠다던 약속이 400년 후에 이루어진 것을 생각할 때 우리가 눈으로 보며 우리네 삶의 결산을 이야기하기에 아직 이르다고 하는 순수한 믿음의 원형입니다.

한평생을 기도로 보낸 유 목사의 삶을 생각할 때 스스로의 몸을 태우는 촛불과 같은 삶과 그 기도의 실체 속에는 돌아가신 부모님의 영혼 구원이나 형제자매들을 포함시키지 않은 날이 하루도 없었을 것입니다. 형제자매 어느 누구도 기도의 빚에서 자유로울 수가 없을 것입니다.

막냇동생의 기도로 늙으신 어머님을 봉양하는 형의 사업을 축복하셨으며 형제자매들의 일상이 평온을 유지할 수가 있었을 것입니다.

유용현 목사는 가진 것 없고 왜소해 보이지만 실상은 영적인 작은 거인인 것입니다.

기도의 씨앗이 발아하여 꽃피고 열매 맺기까지 인내하며 주님이 하신 일의 결과를 흐르는 강물을 무심히 바라보듯 우리네 삶을 잠잠히 관조할 따름입니다.

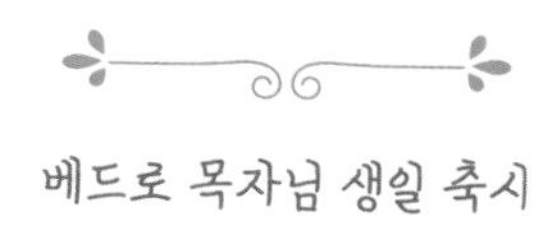

베드로 목자님 생일 축시

그대는 하나님의 활에

메워진 강한 화살

팽팽한 활시위를 떠난 화살은

더 높이 더 멀리 날아올라

하나님 사명을 이루리라.

하나님과 두 분의 마음이 하나 되어

아름다운 일생으로 그분을

영광스럽게 하리라.

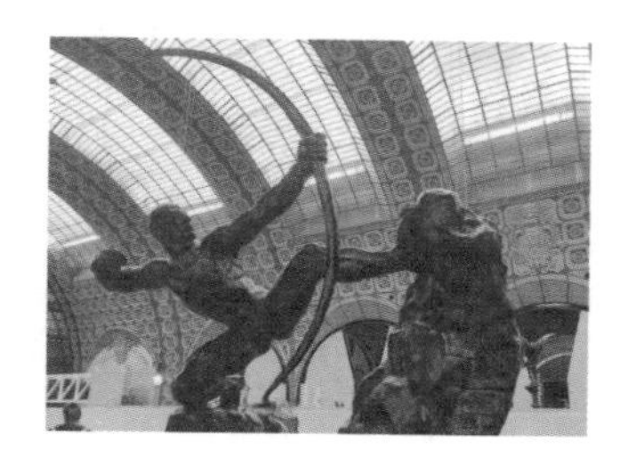

10 영혼의 무게 21그램

새벽에 소파에 누워서 선잠을 자다가 문득 내가 죽는 상상을 했습니다.

아무도 지켜보는 이 없는 새벽 갑작스레 찾아온 저승사자를 따라서 혼자서 쓸쓸히 떠나는 상상을 하면서 2012년 3월 친정엄마의 소천이 떠올랐지요.

발목 골절상을 입고 내가 집에 누워 있는 시간이 많으니 돌아가신 엄마 생각이 많이 납니다. 엄마는 바닥에 엉덩방아를 찧으며 주저앉는 것만으로 골반뼈에 금이 가 노인병원에 3년여를 누워 계시다가 치매가 살짝 오면서 집으로 못 오시고 90세를 일기로 소천하셨습니다.

늦은 밤 창원의 한 노인병원에서 돌아가실 듯 임종 예배를 드리고 목사님과 형제들은 집으로 돌아가고 아무 일 없다는 듯 엄마의 아침 기상과 이어지는 일상으로 인하여 임종 예배를 여러 번 드렸기에, 언제나처럼 아무 일도 없었다는 듯 불사조처럼 다시 일어나실 어머니를 생각했습니다. 죽음아, 너의 승리는 어디에 있느냐? 죽음을 조롱하듯 평소와 다름없이 아침을 맞이하시리라 여겼으나 병상을 지키던 큰올케가 새벽 두 시에 혼자 엄마의 임종을 맞이하였다고 합니다. 엄마는 고통스러운 표정과 신음으로 잠시 이승과 저승의 갈림길에서 괴로워하시며 어느 쪽으로 가나를 망설이다 마중 나온 이를 따라 이 세상을 하직하고 고요히 눈을 감으셨다고 합니다. 코앞에 다가온 죽음을 느끼시며 아무도 나누어 가질 수 없는 절대 고독과 절대 외로움을 맛보셨을 어머니의 심정이 손에 잡힐 듯 다가옵니다.

어느 과학자의 임상실험에서 밝혀낸 영혼의 무게 21그램. 오랜 시간 병상에 계셨던 우리 어머니의 깃털처럼 가벼운 영혼은 누워서 수년을 지내시던 병원을 잠시 선회하시고 임종을 지키지 못한 사랑하는 아들딸들을 찾아 일일이 하늘을 날아 서울로, 대전으로, 러시아로 찾아다니시며 인사를 나누시며 안녕을 고하셨을까요? 어머니가 위독하시다며 밤 열두 시가 가까운 시간 임종 예배를 드린다는 전갈을 받고 뛰어갈 수도 없는 거리에서 안타까워하던 못난 셋째딸을 보시기 위해 우리 집을 다녀가신 것은 아닐까요? 바닥에 엎드려서 울고 있는 내 어깨를 "애야~~" 하시며 가만가만히 흔드신 것은 아니었을까요? 다시는 눈물도 없는 곳으로 고통도 없는 곳으로 그리움도 없는 곳으로 자유롭게 훨훨 날아서 천국행 꽃가마에 오르셨을까요?

눈물 아롱아롱 진달래 꽃길 삼만리를 엄마는 살아생전 타보신 적 없는 버스 같은 리무진을 타시고 수많은 국화꽃에 묻혀서 아들딸들 찬송가 합창을 들으시며 임실 국립 현충원 아버지 곁으로 가셨습니다. 하늘에서는 부디 아무 고통 없이 편안히 자식들을 지켜보시길 바라봅니다.

엄마의 임종을 지키지 못한 죄스러움 때문인지 나는 혼자서 죽는 상상을 간간이 합니다. 상상만으로도 슬프기 그지없고 내 어머니의 죽음이 항상 오버랩 됩니다.

나의 주검 앞에 당황하는 단 한 사람, 이 땅에 남긴 일 점 혈육 딸의 모습과 상심함… 엄마의 주검 앞에 무너져내릴 심정을 생각하니 이 철없는 자식에게 무엇을 가르쳐주고 가야만 하나, 무엇을 물려주고 떠나야 하나, 하는 생각을 하게 됩니다.

안개처럼 덧없는 인생이 주마등처럼 지나갑니다. 괴로웠던 순간도 즐거웠던 순간도 기쁨도 슬픔도 찰나에 지나간 빛바랜 영화 같은 장면들입니다. 덧없음을 깨닫기 위해 그토록 번뇌하며 생의 우회도로가 필요하였나요? 인생은 한낮에 잠시 피었다가 시드는 풀꽃 같음이라고 이야기할까요? 그러나 살아보기 전에는 인생이 무엇인지 모르며 스스로 깨우치기 전에는 이론일 뿐 진정한 가치가 아니기에 엑기스는 여전히 본인이 깨달아 소유해야 할 몫입니다.

'난 무엇을 딸에게 유산으로 주고 갈 것인가?' 스스로에게 자문해봅니다. 돈도 지위도 명예도 아무것도 참가치가 아니었고 늘 목마른 무엇이었습니다.

최고의 가치는 눈에 보이지 않는 것입니다. 신앙과 삶의 진지한 자세와 겸손하게 엎드리는 정신이기에 엄마의 삶을 기억할 때마다 굽이굽이 하나님의 은혜와 감사가 기억되기를 소망합니다.

11 꼴뚜바위의 추억

지금은 폐광되어 없어졌지만 강원도 상동 산골짜기에 대한중석광산이 있었습니다. 그곳 대한중석 부속병원에서 조산사 수련을 마친 후 1년 정도를 근무한 적이 있었습니다. 호황을 누리던 국영기업으로 직원 처우가 좋아 서울에서 많은 인재가 골짜기로 몰려들었습니다.

1977년 말 조산사가 된 후 파독(派獨) 길이 막혀 꿈이 좌절된 후 동기생이 근무하던 그곳 부속병원에 어찌어찌 근무하게 되었습니다.

이 생각 저 생각으로 잠 못 들던 깊은 겨울밤, 기숙사 앞 깎아지른 듯한 산이 쩌엉~ 울고 가며 산을 헤집는 칼바람 소리가 불어대는 깊은 산골 밤의 날카로운 정서를 기억합니다. 조악한 카세트테이프가 토해내는 모노사운드로 베토벤을 반복해서 듣곤 하였습니다.

내 젊은 날의 초상은 겨울바람 소리와 함께 회상되곤 합니다.

오래된 추억을 더듬으며 그곳 상동을 찾아간 적이 있었습니다.

상동 명물인 꼴뚜바위는 그대로 있었으나 그맘때쯤이면 병원 마당에 벚꽃이 만개하여 바람 불 때마다 하얀 꽃비가 우수수 내려 마당을 하얗게 덮곤 하던 서정적 풍경을 기대하였건만, 수령이 오래된 벚꽃 나무도 병원 건물과 함께 흔적도 없이 사라져버렸더군요.

병원 옆에는 나에게 세례를 주셨던 안드레아 신부님이 계시던 성당만이 낡고 초라한 모습으로 서 있었습니다. 안드레아 신부님이 술을 좋아하셨는데 과음하신 다음 날은 어김없이 수액제 링거주사를 놓아달라고 하셔서 사제관으로 달려가곤 했던 기억과 함께 이런저런 추억이 떠오릅니다.

신부님 독일 유학 시절 친근했던 여성의 이름이 내 본명과 같은 크리스티나였다며 소리 없이 빙그레 웃으시던 신부님 모습이 떠오르고, 모임이 끝나면 한잔 술을 즐기시던 모습과 사제관에서 신부님을 섬기던 꼽추 말따 언니도 생각나고, 청년회 모임에 쏟았던 사랑도 그리워졌습니다.

부속병원에서 잠시 함께 근무하던 총각 산부인과 과장은 미국 간호사와 결혼하여 미국으로 가버리고 조산사인 내가 겁도 없이 산부인과를 혼자 꾸려나갔습니다.

부인과 질병은 교통정리만 할 뿐 나는 산모의 산전 진료를 하였고 진통 오는 산모의 정상분만을 받았습니다. 제왕절개 수술이 필요한 경우는 외과 과장과 이렇게 저렇게 코치를 해주면서 함께 응급수술을 하곤 했습니다.

광산에는 사무직을 포함하여 직원이 3,000명 정도였던 것으로 기억하는데 관리직 젊은 사원들이 많았고 노무자들은 인근에 사는 동네 주민이 많았습니다. 친정이 서울인 새댁들은 서울로 아기를 낳으러 가기도 하고 미처 못 가고 상동병원에서 아기를 낳는 산모들은 모두 제 손을 거쳐서 세상에 태어났습니다.

진통이 오는 산모들과 병원에서 밤을 새우며 기다리다가 새벽 동이 틀 무렵 첫울음 터트리는 아기 맞이를 하고 풀솜처럼 노곤한 몸으로 기숙사로 돌아가곤 하였습니다. 임신 중에 몸 관리를 잘하고 건강한 시골 아낙들은 대부분 순산하여서 뿌듯함과 보람을 맛보곤 하였습니다. 몸무게가 5kg이 넘는 거대아를 힘주기 세 번 만에 받아내고 난 뒤에 아빠가 아주 왜소한 체구여서 깜짝 놀랐던 기억도 납니다.

엄마가 장신에다 거구인 탓과 세 번째 출산이라는 이유도 있지만 아기가 너무 빨리 밀고 내려와서 분만실 바닥에 떨어트릴 뻔 휘청~ 중심을 잃고 마음이 아찔했던 기억이 납니다.

"유 산파(내 성이 유씨인지라)가 아기를 잘 받는다. 또는 받았다 하면 아들이다"라는 소문. 그때만 해도 남아선호가 있어서 이런 소문에 흐뭇하기도 하였습니다.

어느 날 밤에 병원에서 좀 떨어진 산골짜기에 사는 분이 집에서 아기를 낳았는데 후산이 안 되어서 왕진을 청하였습니다. 거절도 못하고 이것저것 준비하여 회사에서 내준 지프차를 타고 털털거리고 산길을 가서 보니, 전깃불도 없이 호롱불로 어슴푸레한 방 안에는 산모가 누워 있고 옆방에는 아이들이 잠을 자고 있었습니다.

아빠가 손수 아기를 받아서 탯줄을 잘라 엄마 옆에 눕혀놓고 태반이 안 나오니 자궁 속으로 딸려 들어간다는 소리를 들은 기억에 탯줄을 산모 허벅지에 묶어놓았습니다. 피에 젖은 엉덩이 밑의 비료부대를 걷어버리고 준비해간 소독 분만포를 깔고 덮고, 나는 심사숙고 끝에 수술 장갑을 두 겹으로 끼고서 '탯줄을 따라 들어가서 태반용수박리를 해야 하나?' 하고 머릿속으로 처치를 생각하며 준비하였습니다.

아직 조산사 수련병원에서 시험 보는 기분으로 산모의 혈관을 굵은 바늘로 확보하고 지혈제와 자궁수축제를 준비해놓은 뒤 탯줄을 이리저리 당겨보다가, 나를 기다리는 동안 시간이 충분히 흐른 탓에 안에서 자연박리가 다 되어 싱겁게도 태반 만출이 간단하게 이루어졌습니다. 감사와 보람으로 가슴을 채우고 병원으로 돌아왔던 기억이 납니다.

내 일생 동안 행해진 그토록 많은 분만의 순간, 아무 탈 없이 은혜로 지켜 주신 분에게 말할 수 없이 깊은 감사를 드립니다.

오랜 세월이 흐른 후에 내 딸이 제대탈출로 응급 제왕절개 수술을 하던 위기의 순간을 생각해보면 정말로 감사하고, 돌이켜보건대 수없이 많은 새 생명들이 무탈하게 첫울음을 터트리며 세상에 나와서 어미 품에 안겨 젖을 빨도록 도운 이 모든 일들이 기적에 가까운 그분의 보호하심이었음을 깨닫습니다.

생명의 주인 앞에 언제나 경건하게 두 손 모아 고개 숙여 한없이 깊은 사랑과 감사를 드립니다.

12 노블레스 오블리주

지난 수요일 사촌 오라버니께서 소천하셨습니다.

향년 88세이십니다. 오빠를 마지막 뵌 것이 8년 전 딸아이 혼사를 알려드린다고 청첩장을 들고 찾아뵐 때였는데, 그때 이미 우울증과 불면증으로 고생하신다는 이야기를 올케언니에게 들었습니다. 오빠는 마지막 1년을 요양병원에서 보내셨는데 마지막에는 침대에 수족을 묶인 채 지내셨다는 소리에 너무나 가슴이 아팠습니다.

큰아버지의 큰아들로서 독수리 5형제 중 맏이였던 오빠는 젊어서 H정유 회장의 비서실에서 일하셨어요. 서울에 근거지가 없던 우리 형제들은 진학을 위해 취직을 위해 서울 큰집에 어지간히 들락거리며 사촌오빠 신세를 졌었지요.

사촌오빠는 회장의 충실한 비서 겸 기사로 평생을 봉직하고 정년퇴직한 상태였습니다. 인사드리러 간 그날 오빠에 대한 고마움으로 봉투에 용돈을 좀 넉넉히 넣어서 드렸던 기억이 그나마 조금 위로가 됩니다.

이제는 우리 아버지도 어머니도 큰아버지도 큰어머니도 모두 본향으로 돌아가시고 형제들도 하나씩 둘씩 하늘나라로 돌아갈 채비를 하는 것 같습니다.

올케언니에게 오빠가 병원에 계시는 동안 한 번 찾아뵙지도 못한 불민함을 용서 빌었습니다. 올케언니도 벌써 팔순 노인이시고 아들딸, 손주 손녀들이 흠씬 자라서 싱그러운 숲을 이루고 있지요. 나무 두 그루로 시작된 숲입니다.

까마득하게 오래전에 그만둔 회사에서 돌아가신 선친의 유지를 받들어 아들인 현 회장이 여태도 오빠 월급을 보내주고 있다고 합니다.

죽을 때까지 기본급을 지급하라고 하신 선친의 유지를 받들어 지금까지 월 백만 원이 통장으로 들어와서 생활비로 병원비로 유용하게 쓰였다고 합니다.

감동이 쓰나미처럼 몰려왔습니다. 신생 회사에서 내 일처럼 충성스럽게 주인을 섬기며 밤낮없이 그림자처럼 일하였다고는 하지만 임종을 앞두고 아들에게 죽을 때까지 월급을 지급하라고 유언을 한 아버지도, 그 유언을 실천한 아들도 너무 대단한 사람들임에 틀림이 없습니다.

현금의 인간세계가 어떤가요? 달면 삼키고 쓰면 뱉고 돌아서면 배신하고 은혜를 잊어버리고 자신의 유익을 위해 사정없이 등에 비수를 꽂는 아수라의 세상이 아닌가요.

욕을 하며 서류를 던지며 폭력을 행사하는 졸부들을 뉴스에서 얼마나 많이 보아왔던가요. 갑질하는 어머니와 그 딸들의 뉴스를 보며 혀를 찼던 기억이 새롭습니다. 그들의 자녀들은 무얼 보고 배울까요? 갑질하는 DNA는 혈통에 새겨지는 것일까요?

그 물질이 하늘에서 잠시 잠깐 관리를 맡겨놓은 것이라는 생각을 하면 좋으련만 눈살을 찌푸리게 하였는데, 세상에는 이런 고매한 분도 계십니다.

세상이 참으로 다양한 인간군으로 이루어졌습니다. 진화된 인간과 아직 진화가 덜된 인간 진화의 출발선상에도 서지 못한 인간들….

살아생전 하늘로부터 받은 물질과 영욕의 기억들을 언젠가는 모두 훌훌 벗어놓고 빈손으로 온 곳으로 돌아갈 것입니다.

사촌오빠가 하늘에서 편안하시기를 기도합니다.

13 얻어먹을 힘만 있어도 은혜입니다

경희대병원 입원실에서 식사 시간이 되면 쟁반에는 밥, 국, 반찬 4가지와 과일 한 조각이 앙증맞게 뚜껑 덮인 찬기에 담겨서 앞치마 입은 직원들이 웃으면서 날라 줍니다. 누워서 매번 밥상을 받노라니 황송한 마음에 얼른 일어나 앉곤 했지요.

얼마 동안은 한 젓갈씩 되는 반찬을 밥만 남기곤 반찬을 싹쓸이했는데… 좀 지나니 매번 같은 메뉴에 심드렁해져서 밥 먹기가 고역이 되었습니다.

독한 정형외과 약 때문에 입 안이 다 헐고 입맛도 쓴데 약을 먹으려니 위장을 비우면 안 될 것 같은데… 내 일생에 밥맛이 없어서 식사 시간이 고역이라는 건 정말 내 사전에는 없던 일이었습니다. 마침 병문안을 오면서 볶은고추장을 갖다준 센스쟁이 친구가 있었는데 맨밥에 고추장으로 비벼서 그나마 아주 맛나게 먹었습니다.

우리 조리원의 아이 낳고 입맛 떨어진 까다로운 산모들에게 매번 신경을 써서 특별한 메뉴로 조리해서 서비스하는 조리사들을 생각하니 감사하기가 그지없습니다.

경희대병원이 천 병상을 넘는 규모라는 것을 생각하니 맛이야 둘째치고 매일 매끼 펑크 안 내고 이처럼 배식하는 사실 자체가 기적처럼 느껴졌습니다.

조리원의 20명도 안 되는 산모들에게 아침밥 하러 나올 조리사가 아무 말 없이 출근도 안 하고 휑뎅그렁하던 어느 아침의 당황스럽던 날을 생각하니, 더욱 이 많은 입을 먹이는 주방의 힘이 놀라울 따름입니다.

얼마나 많은 분이 그 많은 재료를 다듬고 씻고 조리해서 동시에 배식할까요? 책임을 맡은 분의 일사불란한 진두지휘가 느껴지는 듯합니다.

밥을 돈 주고 무심히 사 먹을 수는 있겠지만 밥을 하는 사람의 정성은 돈으로 그 가치를 헤아릴 수가 없습니다. 자식을 먹이려는 어미의 마음으로 음식을 만드는 그 정성과 가치는 예나 지금이나 불변의 진리인 것입니다.

명절이라고 모둠전을 조금 사서 집으로 돌아오면서 내 안에 앙금처럼 가라앉은 기억을 소멸되기 전에 글쓰기를 한다는 것이 나에게는 요리하는 기쁨이며 힐링이 됩니다.

14 손자의 선물

할머니 생일이라고 승호가 그림을 그려서 선물하였습니다.

작년에도 고흐를 그려서 주더니 올해는 월등 발전한 고흐의 그림입니다.

1년이란 시간의 가치를 눈으로 확연하게 느낍니다.

이번에 프랑스에 가서 고흐의 주치의였던 폴 가셰의 초상화를 보았고, 고흐가 「별이 빛나는 밤」을 그린 론 강가에도 가보았습니다.

고흐가 살았던 노란 테라스의 집 앞에서 사진도 찍고 고갱과 다투고 귀를 자른 사건 등 아를르에는 고흐의 작품이 단 한 점도 없지만, 그의 발자취를 찾는 많은 사람으로 인하여 언제나 북적거립니다.

37세로 권총 자살을 하기까지 단 10년간 그린 그의 그림은 전 세계에서 고흐 마니아들의 돌풍을 일으켰습니다.

손자 승호는 할머니가 고흐를 좋아하는지 어떤지도 모르면서 오래전부터 작년에 이어 올해도 고흐를 그린 선물로 할머니를 감동시킵니다. 우리 주변에 그의 작품이 일상화되어 있기 때문이겠지요.

생일 아침 승호의 선물을 보면서 남프랑스 아를르의 공기를 떠올리며 감사함을 덧입습니다.

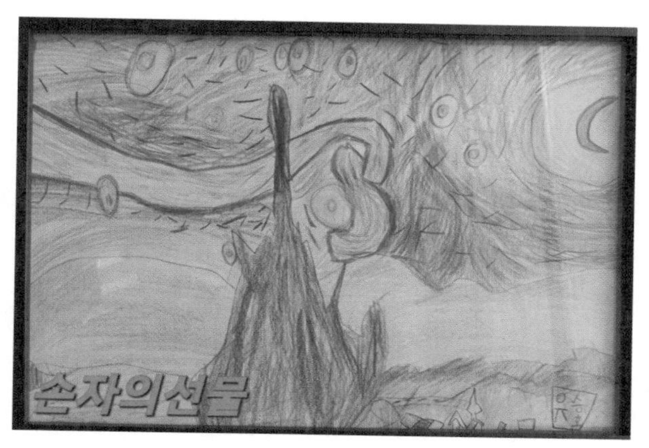

손자가 직접 그려서 준 할머니 생일 선물

15 어린 손주

어린 손주를 가끔 나의 일터에 데려와서 놀아주는데 그때마다 나는 저절로 벙글어지는 입을 다물지 못합니다.

생명이 무럭무럭 자라나는 모습을 바라보는 것이 노년의 큰 기쁨이며 보람인 것입니다.

어느 별에서 우리에게 온 천사일까요? 귀한 선물을 보내주신 분에게 감사하는 마음입니다.

나는 손주의 모습을 스마트 폰으로 찍어서 돌려보는 것을 즐깁니다. 이렇게 예쁘게 커가는 모습을 사진 기록으로 남겨놓지 않으면 나중에 기억이 잘 나지 않을지도 모르겠다는 우려인데, 순간이라는 시간을 정지시켜 영원히 잡아놓을 수 있는 사진이 참으로 감사하며 스마트 폰 보급으로 온 국민은 이미 사진작가인 셈입니다.

손주가 세상에 갓 태어나서 인큐베이터에 주렁주렁 줄을 매달고 누워 있던 모습부터 틈만 나면 나는 손주 사진을 찍었고 다른 사람들이 찍은 사진까지 참으로 많은 사진을 보게 되었는데, 그중에서도 나는 내가 찍은 사진이 제일 마음에 듭니다.

무궁동처럼 끊임없이 움직이며 노는 손주의 표정을 잘 잡은 것 같아서입니다. 사랑하는 마음이 카메라 눈을 통해 즉 감정이라는 비물질이 사진이라는 물질로 재생되었다는 느낌입니다.

일본의 사진작가인 에모토 마사루는 그의 저서 『물은 답을 알고 있다』라는 책에서 두 개의 비커에 담긴 물에다 그중 하나는 감사와 사랑의 메시지를 전한 뒤 순간적으로 동결시켜서 찍은 현미경 사진과 저주를 퍼부은 물의 사진을 비교해서 설명하는데, 사랑의 말을 들은 물의 사진은 그 형체가 마치도 활짝 핀 눈꽃처럼 아름다운 사진인데 비해서 저주의 말을 들은 물의 사진은 형체가 일그러진 모습인 것입니다.

물에 전사되는 인간의 감정을 사진이라는 과학으로 보여주고 있는 것이지요. 사랑과 감사의 말은 생명이 아닌 물까지도 그 영향을 미치는 것입니다. 말의 힘, 긍정의 힘을 극명하게 보여준 사진이라고 생각합니다.

하물며 인체는 70%가 물로 이루어졌습니다. 특히나 상대적으로 인체의 수분 함량이 높은 신생아나 어린아이에게는 사랑과 감사의 말은 더욱 값진 비타민과도 같은 것입니다.

사람의 말은 입에서 나오면 공중에 흩어져 없어지고 마는 것이 아니라 그 사명을 다 이루고야 마는 것입니다.

16 엄마의 수술

경추 디스크 4, 5, 6, 7번 파열로 심한 고통을 겪는 중인데 수술을 앞두고 돌아가신 엄마 생각이 몹시 납니다.

엄마는 손목 골절상을 두 번 입으셔서 깁스를 하고서 아프지 않냐는 내 질문에 "괜찮다" 하시며 엷은 웃음으로 답하시고, 금강산 일만 이천봉 같은 다발성 자궁근종으로 응급 자궁적출술을 하는 중에 수뇨관을 다치셨습니다.

퇴원 이후 소변이 새는 참사가 벌어져서 패드를 차고 계시다는 이야기를 듣고 서울로 모셔 와 서울대병원 비뇨기과에서 인공 수뇨관 이식 수술을 받으셨습니다.

그때 나는 서울 중앙병원 수술실에 근무했었는데 응급수술을 한 사북 동원 탄좌병원 산부인과 과장에게 전화상으로 수술의 책임을 묻겠다고 따지고 드니 수술비를 전부 환불해 주었습니다.

서울대병원 입원 후 비뇨기과 교수님들에게 굽실거리며 잘 봐달라고 했었는데 오랫동안 입원해 계시던 엄마에게 굵은 바늘로 혈관을 찾는다고 인턴이 자꾸만 혈관을 터트리니 내 속이 다 타서 밀쳐내고 내가 할까 하는 울화통에 "엄마, 아프지?" 하고 물어보니 엄마는 간결하게 "괜찮다"라고만 답하십니다. 우리 엄마는 통증을 느끼는 통감센서가 피부에 드문드문 있는 게 아닐까 하는 생각을 했었습니다.

세파에 시달리며 질곡의 삶을 살아내신 우리 엄마.

너무나 큰 파도를 맞으면 다음에 오는 작은 파도는 아무것도 아닌 것처럼 느껴지는 것일까요?

삶의 무게와 함께 육체적 통증을 너무나 의연히 넘기시던 우리 엄마.

너무 보고 싶습니다.

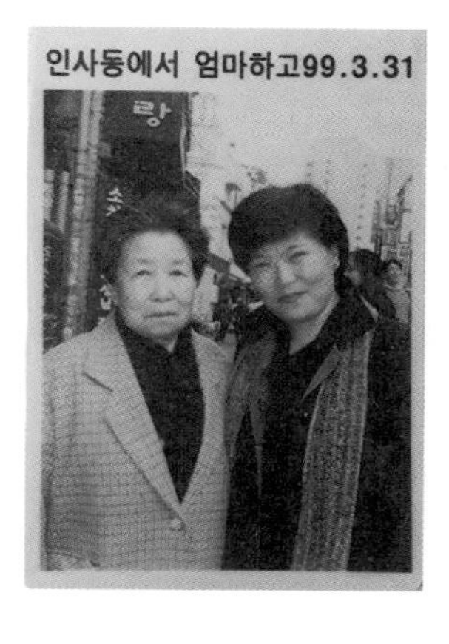

별 하나에 사랑과
별 하나에 추억과
별 하나에 고통이
보석처럼 수놓아진 나의 어머니 어머니
최분이 여사의 생애를 추억합니다.

짧은 낮잠

– 유영희

연보라색 숙고사 한복을 입으신 어머니가

솟을대문을 건너 집안으로 걸어 들어오신다.

입가에 엷은 미소를 띠고

보라색 수국 옆에서 웃고 계시는 어머니

꿈속에서 만나는 천상의 어머니

땅 위에 남겨두신 딸의 수술 후 안위가 염려되어서

하늘에서 자주 출장을 오시는가 보다.

죽음은 삶의 가장 큰 업적이며 선물 아닌가.

살아서는 하늘에 못 가보지만

죽어서는 이리 자주 출장을 오시는 우리 어머니

영희야, 힘내거라. 엄마가 지켜보고 있단다.

17 장 담그기

산후조리원의 기본 메뉴인 미역국 맛을 좌우하는 것은 뭐니 뭐니 해도 역시 간장이 아닐까요? 제가 산후조리원을 운영한 지 15년째인데 저희 '첫단추조리원'은 특히 미역국이 맛나다고 정평이 나 있습니다.

출산 후 산모에게 젖이 잘 나오게 하는 효자식품은 무엇보다 미역국이며, 포유류인 고래도 새끼를 낳으면 인근 바다의 미역이 동이 난다고 합니다. 새끼 고래에게 젖을 먹이기 위하여 미역을 뜯어 먹는 것입니다.

나는 조리원 산모에게 맛난 미역국을 대접하기 위하여 해마다 직접 장을 담아왔습니다. 올해도 김 여사님을 청해서 햇볕 잘 드는 아파트 베란다에서 장 담그기를 하였습니다.

이유는 잘 모르겠지만 말날(음력 10월 중의 오일(午日)) 장을 담가야 좋다고 하는데 내가 오생(午生) 백말인데 싫어서 굳이 따지지 않고 편리한 날로 잡아서 거사를 치르듯 장을 담습니다.

먼저 단지에 남아 있는 묵은 간장을 끓이면서 장 단지를 비우고 메주를 씻어둡니다. 농사짓는 집에다 메주를 주문하는데 해마다 우리 농산물로 빚은 메주의 품질은 이미 인증받았습니다.

베란다 구석에서 해를 넘기며 간수가 잘 빠져서 가슬가슬 잘 마른 천일염으로 소금물을 만듭니다. 한없이 저으며 녹인 소금물로 커다란 단지 세 개를 채운 뒤에 염도를 맞춰주는 것은 달걀입니다. 오백원 동전만큼 달걀이 떠오르면 적당하게 염도가 맞는 것이지요.

단지에 메주를 잠수시키고 붉은 고추와 검정 숯과 참깨를 넣으면 장 담기 끝입니다. 붉은 고추처럼 검은 숯처럼 깨처럼 맛난 간장이 되라는 우리 조상들의 염원을 짐작해 봅니다.

묵은장을 끓이면서 집 안이 온통 간장 냄새 범벅입니다. 장 달이고 며칠은 집 안에 베인 냄새를 빼느라 골머리를 앓지요. 특유의 퀴퀴한 장 냄새에 섞인 달큰한 간장 냄새를 맡으면서 나는 발효의 가치를 생각해 봅니다.

백일 정도 숙성되어 소금물이 노란 간장이 되면 된장과 간장으로 다시 장 가르기를 합니다.

콩이 삶아지고 형체가 일그러지고 메주로 재형성되면서 콩보다 훨씬 부가가치가 높은 메주로 탄생되어 긴긴 겨울 농촌의 처마 끝에 대롱대롱 매달린 채 북풍한설을 견디며 잘 띄워진 마른 메주로 고부가 상품화가 되는 것입니다.

메주는 다시 소금물에 침수되어 백일을 견딘 다음 드디어 형체를 알 수 없이 으깨지고 치대져서 차곡차곡 간장과 된장으로 갈무리되고 우리 밥상의 기본 맛을 지킵니다.

시간의 역사와 발효의 가치를 생각하며 나 역시 다음 세대를 위하여 기꺼이 이렇게 수고하며 썩는 밀알이 되어가는 것이 아닌가 하고 생각합니다.

이렇게 수고하며 장을 담는 나의 마음속에는 오직 하나의 염원이 장 단지 바닥에 엉긴 검은 소금처럼 결정체로 엉기곤 합니다.

조리원이 만실로 가득 차고, 이 맛난 미역국을 먹고 산모가 분수처럼 젖이 나오기를!

그 젖을 먹고 아가들이 건강하게 무럭무럭 자라나기를!

그 아가들이 다음 세대를 책임지는 좋은 동량으로 자라나기를!

그 아가들이 따뜻한 가슴으로 좀 더 살기 좋은 나라를 만드는 인재들로 자라나기를!

날것의 신선함도 사랑하지만 오랜 시간 발효되고 숙성된 깊은 맛도 사랑하는 사람으로 과거와 미래가 공존하는 조화로운 사고를 가진 사람으로 자라나길 바라봅니다.

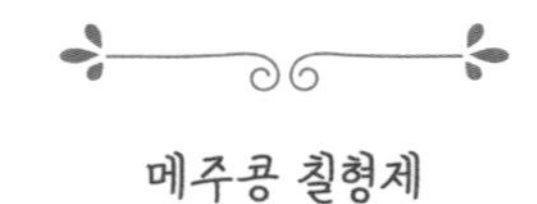

메주콩 칠형제

- 유영희

한 뿌리 한 꼬투리 안에
메주콩 칠형제 나란히 누워 있네
영양분을 독차지해서
유난히 튼실한 큰 콩알
쭉정이 겨우 면한 작은 콩알
타작마당의 자랑도 잠시 잠깐
슬퍼할 틈 없이 가마솥에 잠기네

콩나무 태워 메주콩 삶네
오랜 시간 삶겨지고 두들기고 형체 없이 짓이겨져
한 덩어리 메주가 될 운명이라네
흙담장 초가집 처마 밑에
노랗게 매어 달릴 메주로
다시 태어날 메주콩 형제들

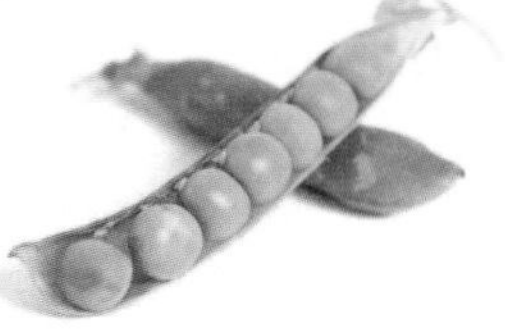

18 현자와의 대화

첫 번째 목 수술은 약 세 시간에 걸쳐서 비교적 쉽게 끝났습니다. 4일 후 두 번째 수술을 하고 나서야 첫 수술이 가벼웠다고 비교할 수 있었지요. 2020년 11월 20일 오후 1시 10분 수술실로 내려가서 깨어난 것은 10시가 넘은 시간이었으니 무려 8시간가량을 뒷목 수술을 한 것입니다.

마취가 깨기 시작하면서 나는 아프다고 숨이 넘어가는 소리와 진통제, 모르핀을 계속하여 외치고 있었습니다. 첫 번째 수술 후의 통증과는 비교할 수 없는 지경입니다.

몇 년 전 경추 4, 5, 6, 7번 디스크가 줄지어 터졌습니다. 감자탕집에서나 흔히 볼 수 있는 엑스레이 속 척추 마디가 무슨 데모를 한다고 집단탈출을 하여서 무지막지한 통증에 시달렸지요. 척수액이 흘러나와 근육과 인대 주변 조직이 떡이 되어 신경을 누른다고 합니다.

경희의료원 정형외과에 입원하여 진통제로 연명하며 수술받을 날짜를 기다리다 앞뒤로 연속 10시간을 수술해야 한다는 소리에 못 깨어날 것 같은 공포감이 생겨서 한방병원으로 보내달라고 하였습니다. 경희대 한방병원 우리나라 최고의 의료진이 비수술 요법 약침, 봉침, 도침으로 한 달 가까이 치료 후 그럭저럭 위기가 넘어갔습니다. 그 후로도 한의원을 끊임없이 다니며 관리받아 나는 디스크에서 벗어난 줄 알았으나 몇 년 지나자 서서히 신경증적인 여러 증세가 새롭게 나타나 결국 수술을 결정하게 된 것이었습니다.

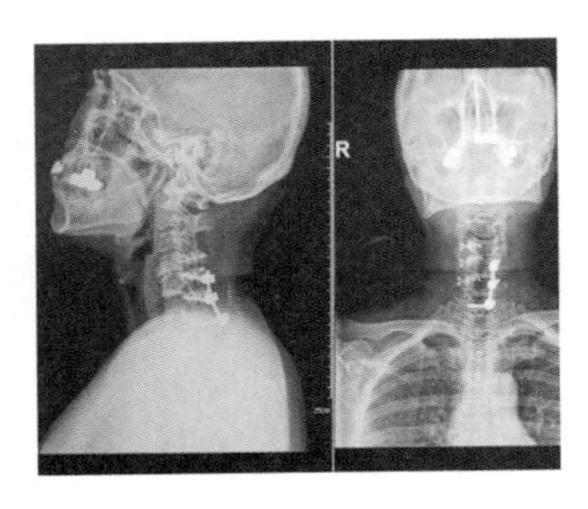

닭고기를 먹을 때 모가지는 별로 발라 먹을 것도 없지만 닭을 잡을 때는 취약한 목을 비틉니다. 경추 1, 2, 3번은 외상의 경우 최소 사망 내지 전신마비인데 내 경우는 4, 5, 6, 7번이니 약간 위험을 비껴간 듯하지만 여전히 위험합니다.

첫 번째 수술이 터진 디스크 두 개를 인공디스크로 바꾸고 고정시키는 수술이었다면 두 번째 수술은 떡이 된 목 뒤쪽의 근육과 인대 신경 조직을 모두 헤쳐모여 시키느라 유착된 걸 박리시키고 좁아진 통로를 열어주며 제자리로 차곡차곡 정비하는 수술이었습니다.

긴 시간 인내심을 가지고 조물주의 손을 대신하여 신경 덩어리인 경추를 재창조하듯 정비하신 정형외과 강경중 교수님께 감사와 존경의 마음을 바칩니다.

수술이 끝난 후 아프다고 숨넘어갈 듯 생난리를 피우다가 데메롤(demerol)을 IV(정맥주사)로 맞으니 일순 폭풍우 지난 뒤의 고요함이 밀려

왔습니다.

새소리 들리는 고요한 숲속이 머릿속에 그려집니다. 보미도 집에 가고 혼자 병실에 있는데 어찌나 초롱초롱한지 홀로 사색하는 시간이 되었지요. 죽을 고비를 넘기고 겨우 살았으니 이후로는 남은 인생을 이제 어떻게 살지? 이런저런 질문이 떠오릅니다.

그런데 정말 희한하게도 내 안의 또 다른 내가 답을 합니다. 나이 탓인지 요즘 단어나 말이 생각 안 나기 일쑤인데 궁금한 것마다 조약돌 같은 매끈한 답을 혀에 올려주는 현자가 머릿속에 있습니다.

'아싸! 책이나 영화 속 주인공처럼 나에게도 드디어 이런 비밀의 세계가 열렸나?' 생각하며 여러 가지 질문을 하였고 아주 지혜로운 답변이 마음속에 들려왔습니다. 뭐라고 해야 하나요. 신과의 대화? 내 안의 확장된 자아? 너 언제부터 거기 살았니?

천장의 전등을 중심으로 희미한 무늬들이 마치도 과자 부스러기를 던지면 모여드는 물고기 떼처럼 보입니다. 갈릴리 어부에서 사람 낚는 어부가 된 베드로의 삶이 교차 투영됩니다. 타인의 영혼에 선한 영향을 끼치는 게 옳은 삶의 자세라고 생각하며 눈을 감았다가 뜨니 다시 물고기 떼가 움직이며 모여드는 것이 보입니다.

정말 신기합니다. 나는 내 안에 화가 많고 분을 잘 못 참는 급한 성품이라는 데 생각이 미칩니다. 몇 년째 연락 두절하고 미워하는 두 오라버니를 생각해내고 용서하고 마음을 풀고 살아야겠다는 생각을 했습니다.

스스로를 가소롭게 여기며 책 내는 것을 팽개친 자신도 재고해보고, 내 팔을 붓대 삼아 내 안의 현자가 집필하면 좋은 책이 나올 수 있겠다는 생각도 했습니다.

내 주변의 사람들 특히 일점혈육인 보미에게 마지막 열매로서의 소망을 가지고 꾸준히 기도하며 독려하는 여생을 살아야겠다는 정리된 생각이 듭니다. 내가 미워하고 가소로이 여기는 모든 사람이 다 한 창조주의 동등한 피조물이며 잠시 지구에 머물다 갈 생명체인 것입니다. 누가 위고 누가 아래이고 따위는 애초에 없는 것입니다.

아침이 되어서 나는 '데메롤의 약리 작용 중 일부였나? 해리성 기억 장애쯤 되나? 혹시 내가 꿈을 꾼 것이었나?' 하고 곰곰 생각해봤지만 잘 정리되어 떠오르는 생각들이 틀림없는 사실이었습니다.

두 오빠에게 화해의 문자를 써서 보냈습니다. 행동 빠르게 첫발을 내가 내딛고 나면 나머지 행보는 그분에게 맡기는 거야, 하는 생각이 들었습니다.

주치의에게 질문을 하였지요. "데메롤의 약리 작용 중에 베일에 덮인 뇌의 기능을 사용하게 되는 경우의 수가 있는지요? 예술가들이나 천재들이 가끔 약물의 힘으로 능력 이상의 일을 한다는 소리를 들은 적이 있는데 비슷한 경우였나요?" 하고 묻자 다음날 정신과 의사가 달려왔습니다.

총 다섯 번 데메롤을 맞았으나 불행히도 그다음 데메롤 주사에서부터는 대화 채널이 없어졌습니다. 아쉽지만 신기한 경험으로 나의 또 다른 자아와 마주한 경험에 깊은 울림과 감명을 받았습니다.

19 오산리 기도원에서

2009년 4월, 4년 동안 애쓰며 운영하던 조산원과 조리원 문을 닫고 나는 마음을 정리하기 위해 오산리 금식 기도원에 올라갔습니다. 기도원은 간간이 급할 때마다 달려가곤 하던 마음의 골방입니다. 사업이 겨우 자리 잡았다고 생각한 시점부터였나요?

이해할 수 없는 일들이 거푸 휘몰아쳐 숨통을 조여오더니 매일 밤 철야기도를 하러 순복음 노원 교회에 나갔고 몇 달의 사투 끝에 결국 폐업을 결정했습니다.

궁지에 몰려 다급한 심정이 되면 하나님께 엎드려 살려달라고 부르짖는 것밖에는 달리 생각나는 것이 없었습니다. 금식기도를 하며 천지의 주인이신 하나님의 전능하심과 자비하심에 엎드려 긍휼을 구하는 처절함이라고나 할까요? 1월부터 시작하여 세 번째 금식 기도였지요.

오산리 금식 기도원을 만드신 분은 작고하신 최자실 목사님이신데, 세계 최대의 여의도 순복음 교회 조용기 목사님의 장모님이시며 그분이 일제 강점기의 조산사로 활동하셨던 분이란 것을 알기에 오산리에 갈 때마다 존경의 마음을 갖게 되었습니다.

나는 가톨릭에 20여 년 있다가 단전호흡수련을 십여 년 하면서 읽은 동양철학 서적들의 영향으로 잠시 영적인 외도를 하였으나 '너는 내 것이라' 불러 세우시는 그분의 섭리를 느꼈습니다.

딸 보미가 중국 유학을 떠날 때 험한 곳 중국 땅에서는 하나님의 도우심이 반듯이 필요하다고 생각되어 자식 때문에 다시 개신교에 나가면서 최자실 목사님의 일대기를 읽게 되었고, 영적인 원리에 대하여 여러 번 생각해본 적이 있었지요.

금식하며 빠지지 않고 하루 5번 예배에 참석하고 나머지 시간은 기운이 없어서 숙소 침대에 누워서 마음으로 부르짖습니다. 부디 한 번만 나를 만나달라고 간절히 기도했습니다. 성령을 체험하고 싶은 간절한 열망에 사로잡혀 "아버지! 내 영혼을 만지시고 나의 기도에 응답해 주세요!" 조르고 또 졸랐습니다.

3일간의 금식을 마치고 미음을 먹으면서 행복했습니다. 입으로 들어가는 묽은 미음이 이렇게 사람을 행복하게 하다니…. 먹을 게 없어서 굶는다면 서럽겠지만 영적으로 얽매인 사슬을 끊기 위한 금식은 새로운 체험입니다. 가난한 자 복이 있도다. 천국이 저들의 것임이라.

금식은 마음이 한없이 가난해지는 경험을 하게 합니다. 마음이 가난하기에 하나님을 만나는 데 더없이 좋은 시간이 아닌가요? 때때로 이런 마이너스 영양이 건강에도 좋으리라 생각합니다. 노폐물이 빠져나가면서 세포에 혁명을 일으키는 시간이 아닐는지요.

4일 만에 처음으로 죽을 먹은 뒤 예배와 예배 사이에 짬이 있어 기도원 목욕탕에 갔습니다. 수련원 안에 새로 지은 지하 2층 여자 목욕탕에는 나를 포함하여 3명이 손님의 전부였습니다. 들어올 때 곧 폐장 시간이라고 하였습니다.

한 여자가 일본어로 말을 걸어오는데 일어를 모르는 나의 어설픈 영어 대답 몇 마디에 그녀는 잠시 후 나가고 마지막 남은 한 분도 나가버렸습니다. 지하 2층 여자 목욕탕에는 이제 아무도 없습니다.

나도 막 목욕을 마치고 탈의실로 나가려고 하는데 갑자기 심장에 타는 듯한 통증이 오며 강도가 점점 세졌습니다. 언젠가 경험한 듯한 느낌의 통증에 '이게 뭐더라?' 하며 상황을 머리로 이해하려고 노력하였으나 심장을 조이던 통증이 차차 목으로 올라오며 마치 두 손으로 목을 조이는 듯합니다. 협심증 심장발작… 깨달아지면서 순간 이러다 죽겠구나 싶었습니다.

나는 두 손으로 목을 감싸 쥐고 탈의실 들마루에 벗은 채 드러누우며 옷 입고 나가려고 하는 마지막 사람을 불러세우고 기도를 청했습니다. 잠깐의 시간이 흐른 뒤 그분은 아주 유창한 방언기도를 하고 마귀를 쫓는 대적기도를 하셨습니다.

누워서 기도를 받는 동안 통증의 부위가 전신으로 넓어지는 듯하다가 차차 조이는 힘이 약해지는 느낌… 그리고 편안해졌습니다. 그분의 기도로 겨우 살아난 나는 그렇게 하나님을 체험하였습니다. 성령 체험하기를 갈구하던 나는 잠깐 죽음을 맛보면서 극적으로 하나님 체험을 하였습니다.

그 뒤 의학적으로 곰곰 생각해보니 4일 금식으로 탈수가 된 터에 목욕으로 다시 진을 빼고 나니 심장이 수분 부족으로 반란을 일으킨 것이라고 이해되었지요.

그런데 오랜 시간이 지난 오늘 밤 그분을 TV에서 보니 너무 반갑습니다. 그분은 연세대 서우경 교수였던 것입니다. 우연히 벌거벗은 채 뜻밖의 장소에서 뜻밖의 사람을 만나 절묘한 타이밍에 도움을 받으며 목숨을 구했습니다.

모든 것이 합력하여 선을 이루시는 하나님을 믿으니 나에게 일어나는 모든 일은 다 하나님의 장중에 있으리라 믿으며 나의 작은 머리로는 다 이해하지 못할지라도 항상 베스트의 길을 인도하시리라 믿어 의심치 않습니다.

아버지, 하늘의 신령한 것과 땅 위의 기름진 것으로 우리를 축복해 주시옵소서. 아멘!

20 감사 일기

오래전 딸과 함께 몇 권의 책을 구입하여 서로 돌려가며 읽은 책 중에 오프라 윈프리의 책이 있었습니다. 그녀는 너무 유명해져서 다들 알다시피 그런 최악의 환경에서도 꿋꿋이 견뎌내고 마침내 자기 분야의 최정상에 서는 성공을 거두었습니다.

그녀의 삶의 자세에서 무한 감동을 받고 "우리는 배울 점이 무엇인가?" 하고 딸과 토론을 해본 적이 있습니다.

우선 그녀는 책을 많이 읽는 독서광이라는 점이 눈에 들어오고, 두 번째는 신실한 크리스천이라는 점과 세 번째는 감사 일기를 매일 쓰는 점이라고 꼽을 수가 있었지요. 일상생활에서 지나치기 쉬운 사소한 일들조차 일기로 적습니다. 가령 예를 들면 "오늘 읽은 책이 재미있는데 책을 쓴 작가에게 감사하다. 날씨가 좋아서 감사하다" 뭐 그런 사소한 내용들입니다.

그래서 나도 윈프리를 본받아 감사 일기를 쓰기로 결심하고 퇴근 전 하루를 돌아보며 컴퓨터에다 일기를 쓰기 시작했습니다. 원래 나도 책 읽기를 좋아하니 윈프리와 비슷한 성향이며 기도도 가끔 하니까 세 번째 감사 일기만 쓰면 윈프리의 복사판이 되지 않을까 하는 생각에 일기를 쓰기 시작했습니다.

윈프리가 하루 5가지 감사 제목을 찾았다면 나는 10개를 찾으리… 하고 쓰기 시작하였는데 내용은 매일매일이 거의 비슷합니다. 그래도 글로 써보면서 습관처럼 뇌세포에 감사하는 생활을 각인시키고 있는 건지도 모릅니다.

문학작품을 쓰는 것도 아니고 일상을 하나님과 소통하면서 아버지께 감사하다거나 투정 혹은 목에 매달린 어린 딸이 조르듯이 내 일기의 패턴은 늘 그런 식이었지요.

하루는 딸과 감사 베틀을 하였습니다.

서로 감사 제목을 하나씩 나열하는데 서로의 마음속을 알 수 있어서 유익했습니다.

"엄마, 이런 것이 정말 감사해요"라는 말은 간지러워서 차마 못할 것 같은데 구체화하고 입에 올리니 많이 감사하고 위로가 되었습니다.

감사가 감사할 일을 부른다고 하더니 돌아보니 정말 감사한 일들이 많이 일어났습니다. 소소한 것을 다 열거할 수는 없지만 우선 생각나는 대로 적어보면 조산원과 조리원을 폐업하며 쓰라림을 체험하였지만, 다시 용기 내어 시작한 사업이 번창하여 1, 2, 3호점으로 늘어나고, 전국 500여 개 산후조리원 중에 유일하게 보건복지부 장

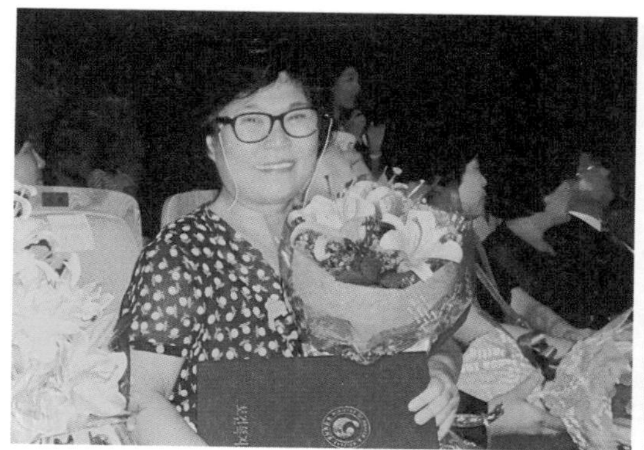

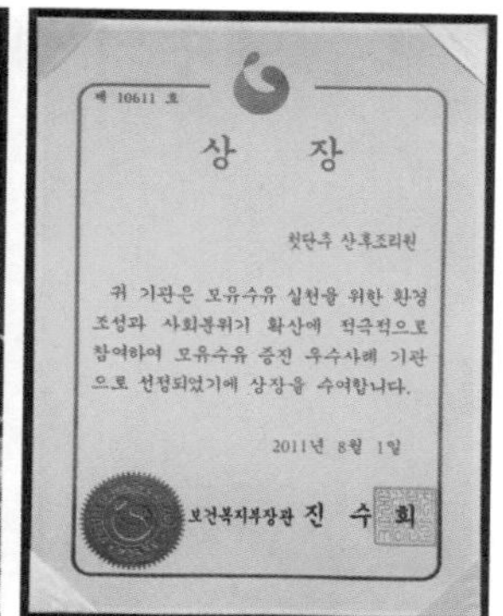
제 10611 호

상 장

첫단추 산후조리원

귀 기관은 모유수유 실천을 위한 환경 조성과 사회분위기 확산에 적극적으로 참여하여 모유수유 증진 우수사례 기관으로 선정되었기에 상장을 수여합니다.

2011년 8월 1일

보건복지부장관 진 수 희

관 표창을 받았으며, 조산협회에서 모유수유 전문가 최고지도자 과정을 공부하며 일본도 다녀오고, 치유상담 연구원에 등록하여 심리상담 공부도 하게 되었고 친구들도 많이 사귀었습니다.

자녀 문제도 술술 풀려서 간섭하지 않아도 알아서 명문대학을 들어가고 결혼도 서른 살 전에 알아서 하고 이제 얼마 있으면 경영대학원을 졸업하고 엄마의 사업을 물려받을 후계자 수업도 착실히 합니다.

그 무엇보다 나 자신을 귀히 여기며 긍정의 힘을 자신 있게 설파할 수 있는 사람이 되었다는 점에서 보이지 않는 효과가 더 크다고 할 수 있겠습니다.

범사에 감사하라! 그분이 우리에게 주신 명령을 수행하는 중입니다.

21 예수의 성육신

음력으로 생일이 11월 19일인 나는 양력으로 계산하면 매년 크리스마스 무렵이 되는데 올해는 이틀 전으로 예수님 생일과 마주칩니다. 두 번 다시 오지 않을 생일이라 생각하니 기념하여 예수님 탄생을 묵상해 보고 싶습니다.

나는 68년 전 오늘 동짓달 열아흐레 추운 겨울 저녁, 우리 부모님의 다섯 번째 자녀로 성질 급하게도 8달 반 만에 이 세상에 태어났습니다. 조산아로 거의 잃을 뻔한 목숨이었으나 천우신조 은혜로 살아났다고 합니다. 세대가 바뀌어서 이제 부모님은 모두 하늘나라로 가시고 나도 석양에 지는 노을 같은 나이가 되었습니다. 나를 낳아주시고 정성을 다해 길러주신 내 어머니를 생각하면 감사함을 넘어서서 가슴 밑바닥의 애련함이 큽니다.

사람은 태어나서 살면서 사람들과 관계를 맺고 주변에 영향을 끼치다가 어느 날 부르심을 받으면 모든 것 버려둔 채 한줌 재로 고향으로 돌아갑니다. 어릴 적 친구들과 놀다가 엄마가 부르시면 땅따먹기하던 것, 구슬, 딱지 모두 놓아둔 채 달려가듯이 달려갑니다.

이천 년 전 이 땅에 가장 낮고 비천한 모습으로 오셨으나 인류에 희망과 사랑을 보여주신 메시아의 탄생을 한번 더듬어 보려 합니다.

온 우주의 주인이시며 무소부재(無所不在)의 전능자이신 분이 짠~하고 완성체로 이 땅에 오실 수도 있었으나 굳이 인간의 법칙을 따라서 점보다도 작은 단세포의 모습으로 자궁내막에 착상되어 세포가 두 개에서 네 개로, 네 개에서 여덟 개, 여덟 개가 열여섯 개로 감수분열을 일으키며 머리와 꼬리로 나뉘고 팔다리 스스로 만들고 심장과 콩팥도 만들면서 280일을 따듯한 양수 속에서 탯줄을 통해 호흡하며 인간의 모습으로 자라난 것을 상상해보면 실로 놀라운 일이 아닐 수 없습니다. 그보다 더 놀랍게 느껴지는 것은 요셉이라는 인물의 됨됨이입니다. 마리아의 손목도 한번 안 잡은 요셉이 약혼녀의 임신 사실을 뒤늦게 알고도 함구한 채 천사의 가르침대로 그 사실을 받아들이고 점잖게 뒤로 물러나서 하나님이 일하시도록 기다려 주는 의로운 성품의 남자라는 점입니다.

인류에게 약속하신 대로 떡집이라는 뜻의 베들레헴에서 메시아가 탄생하신다는 예언을 이루기 위해 로마황제 아우구스토는 유대인 모두에게 호적을 하라고 명하였고, 요셉도 다윗의 자손이므로 고향인 베들레헴으로 호적을 하러 간 것입니다. 세금을 걷기 위한 인구센서스였으므로 마리아는 사실 꼭 가지 않아도 되지만 출산예정일이 다가오는 마리아를 두고 혼자 갈 수는 없었습니다. 마리아를 나귀에 태우고 먼 여행을 떠납니다. 갈릴리 호숫가 나자렛에서 남쪽 베들레헴까지는 약 150km 정도의 거리였지만 당시의 교통수단과 도로 사정 더구나 만삭인 마리아를 대동하고 하는 여정이기에 열흘 정도의 긴 여정이었으리라는 추측입니다. 만삭의 임산부가 노새를 타고 흔들리며 울퉁불퉁한 비포장도로를 간다고 생각해보세요.

이 노새를 타고 하는 여행은 태중의 아이가 산문을 향해 더 잘 내려가도록 돕는 촉진 운동이 되었을 것이라고 짐작합니다. 지구의 중력이 작용하는 방향을 생각해본다면 출산을 앞둔 임산부들은 누워 있기보다는 걷거나 흔들리는 자동차에 앉아서 드라이브하는 편이 순산을 위한 촉진운동이 되는 것입니다.

오래전 일본의 조산원을 살펴보러 간 적이 있었는데 분만대기실에 욕조와 함께 진통하는 임부들을 위한 전동 목마가 있는 것을 보았습니다. 순간 나는 성서 속의 마리아가 노새를 타고 여행하는 장면이 생각났습니다.

저녁 무렵 드디어 요셉과 마리아는 고향 베들레헴에 도착하였으나 때가 때인지라 방 한 칸도 못 구하고 남의 집 마구간에서 여장을 풀었고 산기를 느낀 마리아는 그 밤에 아기 예수를 낳으셨습니다. 우양의 배설물 냄새가 나는 외양간에서 침구는커녕 마른 짚을 깐 바닥에서 열일곱 어린 산모는 손잡아주는 친정엄마도 없이 노련한 산파의 도움도 없이 홀로 진통을 견디며 해산의 수고를 견딘 것입니다.

한밤중에 들에서 양 치던 목자가 별의 인도를 따라가다가 별이 멈춘 곳에서 아기 예수의 탄생을 보고 경배를 드립니다. 중동 지방이 일교차가 크다고 해도 마구간에서 출산한 것이나 말구유에 아기를 누인 것, 한밤중에 들에서 양 치던 목자들이 노숙하다가 찾아온 것 등을 볼 때 한국의 오늘과 같은 추위는 아닌가 보다 생각합니다.

10cm가 열려야 완전개대라고 하는 산문이 활짝 열린 뒤 익숙한 자기 세상을 버리고 또 다른 세계를 향해 목숨을 걸고 스스로 밀고 나옵니다. 아기를 받아서 강보에 싸서 구유에 누였다고 하지만 요셉이 탯줄 결찰을 어찌하였으며 탯줄은 어떻게 잘랐을까, 하는 궁금증이 듭니다. 가위를 소독이나 제대로 하고 자른 건지 염려가 되지만 다행히 산모와 아기는 큰 탈 없이 출산의 강을 건너고 동방박사 세 사람의 경배를 받았습니다. 선물로 받은 황금과 유향과 몰약은 천사가 시키는 대로 이집트로 급히 피난 가서 아이가 클 때까지 생활하는 데 요긴한 물질이 되었습니다.

만일 이 시대에 태어나는 아기 예수님이시라면 종합병원 수술실 천장 무영등 불빛 아래 눈이 부셔서 찡그리며 태어나실까요, 나 같은 이름 없는 조산사의 손으로 혹시 자연의 법칙대로 스스로 그러하도록 기다려 주는 가정분만으로 태어나시지는 않을까요, 하는 엉뚱한 상상을 해봅니다.

죽기 위해 세상에 나시고 가장 끔찍한 형벌인 십자가형으로 피의 제사를 하늘에 드리고 돌아가셔서 사흘 만에 부활하신 예수님의 탄생과 죽음과 부활과 그분의 가르침을 묵상해 봅니다.

우리 모두는 각자의 몫대로 하늘의 보내심을 받고 와서 각자의 인생을 묵묵히 살아가는 것입니다.

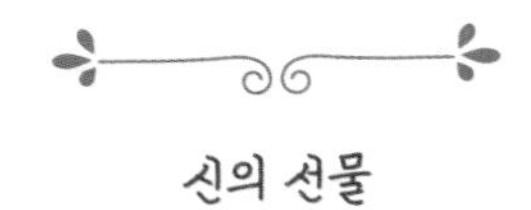

신의 선물

- 유영희

그래

난 이제 내 삶을 신의 선물로 여기기로 했네

혹독한 세월 다 보내고 석양 해질 무렵의

아름다운 노을처럼 그저 바라만 봐도 좋은 시간

인생 3모작 아름다운 여유

삽상한 바람에도

하늘거리는 풀꽃에도

파란 하늘 뭉게구름에도

신의 은총과 자비가 숨어 있네

내가 아직 여기 살아 있음이 놀라운 선물이라네

감사한 신의 선물이라네

22 편애(偏愛)와 섭리(攝理)

창세기 27장에는 야곱이라는 아주 약삭빠르고 속임수에 능한 청년이 나옵니다. 쌍둥이 형제 중 먼저 나오는 형의 발꿈치를 잡고 나온 자, 속이는 자라는 뜻의 야곱은 부엌에서 요리하는 엄마를 잘 도와주는 피부가 매끈매끈하며 딸같이 곰살스러운 아들이었습니다.

융 심리학에서 남성의 보상적 내적 인격이라 할 수 있는 아니마(anima)가 풍부한 성격적 특징을 지니고 있었던 것 같습니다. 팥죽을 쑤어서 밖에서 돌아와 배고파 허덕거리는 쌍둥이 형에게 팥죽 한 그릇으로 장자의 명분을 사버리는 기회주의자입니다.

허기져서 쩔쩔매는 형에게 팥죽 그릇을 들고 흥정하고 있는 그의 모습을 상상해보면 웃음이 절로 나옵니다.

그런데 아버지 이삭은 쌍둥이 아들 중 힘세고 사냥 잘하는 남성적인 에서를, 어머니 리브가는 딸 같은 야곱을 서로 사랑했습니다.

부모의 편애가 이 가정에 불러일으킨 비극을 한번 살펴보겠습니다.

어느 날 늙어서 눈이 보이지 않는 이삭이 큰아들 에서에게 “내가 죽을 때가 다가오니 나를 위해 사냥해서 별미음식을 만들어오면 그걸 먹고 내가 너에게 축복을 하겠노라”라고 말합니다.

그것을 어머니 리브가가 듣고 작은아들에게 속삭이듯 “새끼염소 두 마리를 잡아 오너라. 아버지가 좋아하시는 별미음식을 만들어줄 터이니 그걸 들고 아버지께 가서 형의 축복을 네가 받아라”라고 말합니다. 놀란 야곱은 그러다 들통나면 축복은커녕 저주받을까 두렵다며 반대합니다. 이에 어머니 리브가는 저주는 내가 받을 테니 너는 시키는 대로 염소를 잡아 오라고 합니다.

이미 태중에서부터 싸우며 기질이 사뭇 달랐던 이란성 쌍둥이였던 형 에서는 남성호르몬 분비가 왕성하여 털북숭이 사람인 데 비해 야곱은 털이 없고 피부가 매끈한 사람이었습니다. 아버지가 손과 몸을 더듬어 만져보시면 털이 없으므로 곧 들통날 것이라며 두려워합니다. 리브가는 염소 털로 야곱의 손과 목을 위장하고 에서의 체취가 밴 옷을 입힙니다. 인류 최초 위장과 연기술의 역사인 것입니다.

야곱은 어머니가 만든 별미음식과 떡을 들고 아버지에게 가서 축복을 받습니다. 언제나 그렇듯 부모의 축복기도는 아름답습니다.

“하나님은 하늘에서 이슬을 내려주시고 땅을 기름지게 하시며 곡식과 새 포도주가 너에게 넉넉하게 하실 것이다.”

우리는 축복을 다만 상징적이며 영적인 것으로 여기는 것에 비하면 이들 야곱과 리브가 모자는 목숨을 걸고 하나님의 축복을 쟁취하려 하는 것을 볼 수가 있습니다.

축복기도가 끝나고 잠시 후 사냥을 마친 에서가 돌아와 짐승을 잡아 음식을 만들어 아버지께 가니 아버지가 몹시 놀랍니다. 그러나 야곱에게 속아서이긴 하나 이미 한 부모의 축복을 무를 수 없으며 더 이상 축복할 수 없다고 잘라서 말합니다. 축복이 물질이라서 덜어내고 비워지는 것이 아닌데도 아버지 이삭은 냉정합니다.

아버지 연수 높아 곧 돌아가실 것 같으니 에서는 장사 지낸 후에 야곱을 없앨 앙심을 품게 되고 이 소리를 들은 리브가는 사랑하는 아들을 멀리 친정으로 피신시킵니다.

야곱은 축복받은 자라고 하지만 현실에서는 도망자의 신세가 되어 멀리 외삼촌 라반에게 가서 머슴살이를 하게 됩니다.

그러나 뛰는 놈 위에 나는 놈이라더니 약아빠진 야곱은 더 지능적인 외삼촌에게 속임수를 당하며 노동계약을 열 번 이상 수정하며 20년을 머슴살이합니다. 속임수가 그 집안의 내력인가요? 사기꾼 DNA가 혈통에 흐르는 것인가요?

야곱은 사랑하는 여인 라반의 작은딸 라헬을 얻기 위해 약속대로 7년을 하루같이 참으며 머슴살이를 하고 드디어 혼례를 치릅니다.

그러나 아침에 보니 자신이 사랑하는 라헬이 아닌 큰딸 레아를 장인이 살짝 바꿔치기하여 신방에 들여보낸 것이었습니다.

기가 막혀서 외삼촌에게 따지니 작은딸을 먼저 시집보내는 법은 없다며 초례기간인 7일을 보내고 나면 원하는 작은 딸도 주겠다며 또 코를 뀁니다. 결국 그는 7년을 더 일하고 사랑하는 여인을 얻는 대가를 치르는 순정남이기도 한 것입니다.

그 후 부지런하고 약삭빠르며 정력이 절륜한 야곱에게 하나님이 복을 주시며 늘 함께하셔서 그의 이름도 이스라엘로 바뀌고 이스라엘의 12지파가 되는 기반인 열두 아들을 얻고 마침내 거부가 되어 라반을 떠나 가나안으로 왔습니다.

우리는 자식을 키우는 부모의 입장에서 이 사건을 돌이켜 볼 때, 나는 이전에는 자식을 사기꾼으로 키우는 비도덕적 이야기라고 생각했었지요. 그러나 이제 나이 들고 사고의 폭을 확대해 본다면 어쩌면 간발의 차이로 야곱이 축복받지 못할 상황이 벌어질 수도 있었습니다. 일찍 사냥을 마친 에서가 야곱과 리브가의 거사가 치러지기 전에 집에 돌아왔다든지, 변수는 얼마든지 있을 수 있었지요.

태중에서 쌍둥이의 심한 태동으로 임산부가 힘이 들 때 리브가는 기도의 응답으로 "배 속에서 두 민족이 싸우고 있으며, 형이 동생을 섬기게 되리라"라는 주의 말씀을 기억하고 있었을 것입니다.

그녀는 아이들을 키우며 아이들에게 두신 하나님의 뜻이 이루어지기를 소망하였을 것입니다. 하나님의 축복을 귀하게 여기며 "천국은 침노하는 자의 것"이라는 말씀을 그녀는 어쩌면 기억하고 있었을 것입니다. 인간적 시각으로 볼 때 이 사건은 콩가루 같은 집안의 해프닝 같지만 하나님의 섭리 안에서의 신비였는지도 모르겠습니다. 똑똑한 인간보다 어리석은 신이 더 지혜로운 법이라고 하니까요.

우리에게 주어진 상황을 하나님의 섭리로 받아들이는 믿음을 달라고 기도해야겠습니다.

한 번 죽으면 영원히 죽고

두 번 죽으면 영원히 살고…

\- 유영희

새벽 바다 미명에

거기 서 보았는가

불덩이 같은 해님 아가

울음을 살라 먹고

어둠을 살라 먹고

천천히 그 모습 드러냄이

온종일 산고 끝에

내미는 새아기 얼굴이다

배 속 열 달이 이날을 위함이듯

인생 백 년이 또한

영생을 위함이라네

중요한 것은 눈에 보이는 것이 아니라는

진리를 깨닫게 하신 이에게 감사

미국 보스턴의 백과사전 한국어판에 실렸던 삼신할매의 흔적들

십여 년 석문호흡을 하면서 호흡과 태교, 순산을 위한
임신부 행공을 직접 만들어서 가르쳤으며 좋은 효과가 있었다.

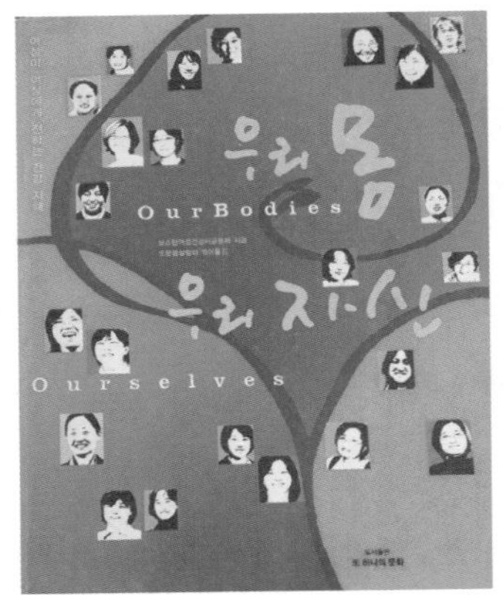

보스턴의 백과사전 한국어판

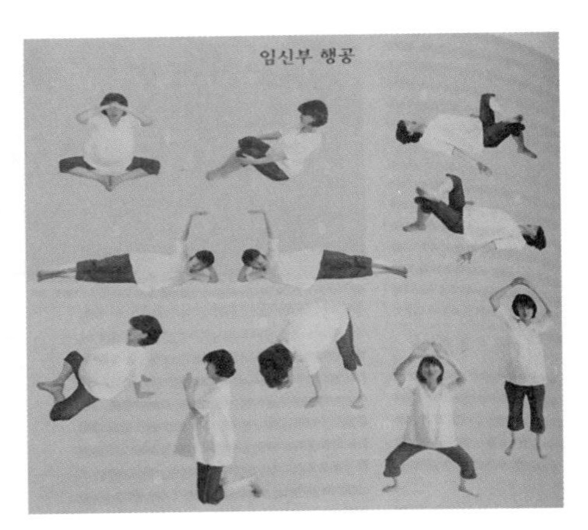

임신부 행공 ©삼신할매

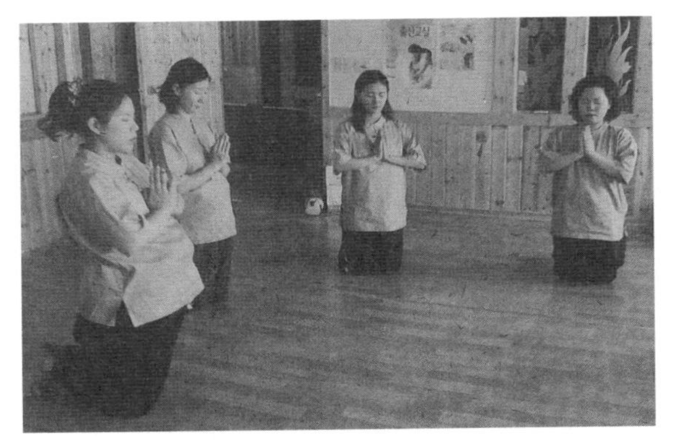

출산교실에서 출산에 관한 다양한 정보와 임신부를 위한 기체조, 요가 호흡법 등을 제공하는데, 임신부들은 프로그램을 통해 서로 정보를 나누고 우정을 쌓을 수 있다. ©삼신할매

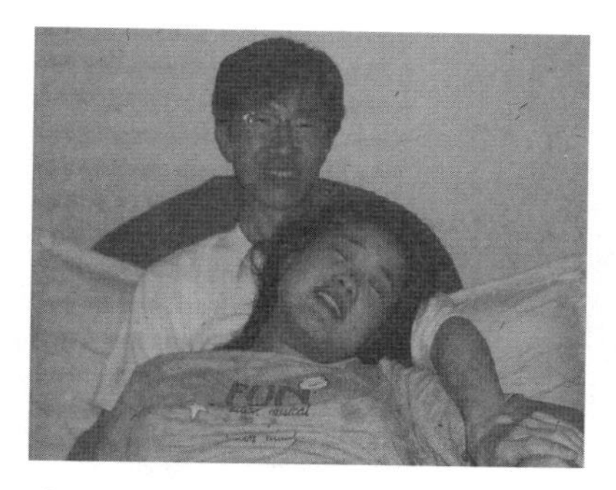

자신의 몸에 귀 기울이고 생명을 낳는 능력을 신뢰할 때, 주위 사람들이 사랑과 확신을 줄 때, 우리는 자신 있게 출산할 수 있다. ©삼신할매

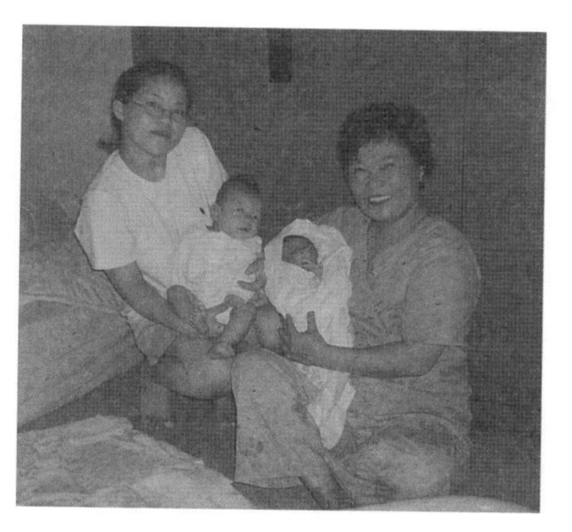

가정분만을 도운 조산사가 산모의 가족과 함께 아기의 탄생을 축하하고 있다. ©삼신할매

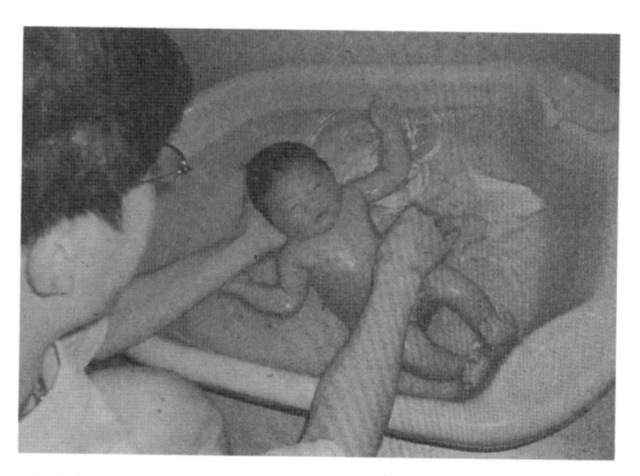

태어난 아이를 아이 아버지가 씻기고 있다. ©삼신할매

출간후기

"예비 부모들이 알아야 할 가장 행복한 출산의 모든 것"

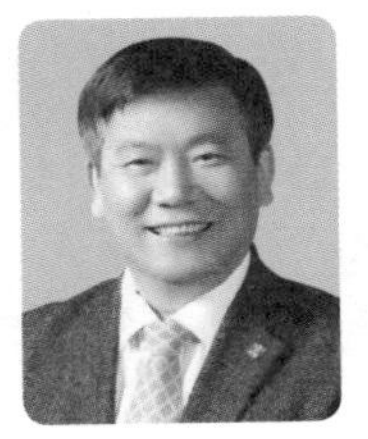

권선복
도서출판 행복에너지 대표이사

이 책의 저자 유영희 원장님은 가정분만 전문가이자 40년 임상 경력의 대한민국 조산사입니다. 조산사는 의료인으로서 간호영역 중에서 유일하게 의료기관을 개설하여 독자적 행보가 가능한 전문직업인입니다.

조산사로서 밤을 새워 분만을 돕고, 젖을 물려 아기를 키우고, 산후조리로 몸을 추스르는 일련의 과정을 '하나님 생명사업에 동업자가 되는 일'이라 생각하고, 평생 한길을 달려온 유영희 저자.

책 『탄생, 그 찬란한 빛』에는 임신, 태교, 출산, 모유수유, 산후조리,

신생아 관리 등 가장 행복하고 자연스러운 출산의 모든 것과, 그 긴박한 생명 탄생의 현장 기록들이 페이지마다 생생히 담겨있습니다.

모쪼록 이 책을 통해 이 땅의 예비 엄마 아빠들이 생명의 소중함을 다시 한번 되새기길 소망하며, 독자 여러분 모두에게 행복과 긍정 에너지가 팡팡팡 샘솟기를 기원드립니다.

'행복에너지'의 **해피 대한민국** 프로젝트!

〈모교 책 보내기 운동〉

대한민국의 뿌리, 대한민국의 미래 **청소년·청년**들에게 **책**을 보내주세요.

많은 학교의 도서관이 가난해지고 있습니다. 그만큼 많은 학생들의 마음 또한 가난해지고 있습니다. 학교 도서관에는 색이 바래고 찢어진 책들이 나뒹굽니다. 더럽고 먼지만 앉은 책을 과연 누가 읽고 싶어 할까요? 게임과 스마트폰에 중독된 초·중고생들. 입시의 문턱 앞에서 문제집에만 매달리는 고등학생들. 험난한 취업 준비에 책 읽을 시간조차 없는 대학생들. 아무런 꿈도 없이 정해진 길을 따라서만 가는 젊은이들이 과연 대한민국을 이끌 수 있을까요?

한 권의 책은 한 사람의 인생을 바꾸는 힘을 가지고 있습니다. 한 사람의 인생이 바뀌면 한 나라의 국운이 바뀝니다. **저희 행복에너지에서는 베스트셀러와 각종 기관에서 우수도서로 선정된 도서를 중심으로 〈모교 책 보내기 운동〉을 펼치고 있습니다.** 대한민국의 미래, 젊은이들에게 좋은 책을 보내주십시오. 독자 여러분의 자랑스러운 모교에 보내진 한 권의 책은 더 크게 성장할 대한민국의 발판이 될 것입니다.

도서출판 행복에너지를 성원해주시는 독자 여러분의 많은 관심과 참여 부탁드리겠습니다.

도서출판 **행복에너지** 임직원 일동